陈修园
著

陈绍宗
刘孔藤
俞宜年
点校

俞长荣
审阅

中医启蒙经典·名家校注南雅堂陈修园医书

伤寒论浅注

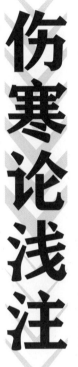

海峡出版发行集团
THE STRAITS PUBLISHING & DISTRIBUTING GROUP | 福建科学技术出版社
FUJIAN SCIENCE & TECHNOLOGY PUBLISHING HOUSE

图书在版编目（CIP）数据

伤寒论浅注 /（清）陈修园著；陈绍宗，刘孔藤，俞宜年
点校 . —福州：福建科学技术出版社，2019.10
（中医启蒙经典 . 名家校注南雅堂陈修园医书）
ISBN 978-7-5335-5945-8

Ⅰ . ①伤… Ⅱ . ①陈… ②陈… ③刘… ④俞… Ⅲ .
①《伤寒论》– 注释 Ⅳ . ① R222.22

中国版本图书馆 CIP 数据核字（2019）第 152130 号

书　　名	伤寒论浅注
	中医启蒙经典·名家校注南雅堂陈修园医书
著　　者	陈修园
点　　校	陈绍宗　刘孔藤　俞宜年
审　　阅	俞长荣
出版发行	福建科学技术出版社
社　　址	福州市东水路 76 号（邮编 350001）
网　　址	www.fjstp.com
经　　销	福建新华发行（集团）有限责任公司
印　　刷	福州德安彩色印刷有限公司
开　　本	700 毫米 ×1000 毫米　1/16
印　　张	12.25
字　　数	154 千字
版　　次	2019 年 10 月第 1 版
印　　次	2019 年 10 月第 1 次印刷
书　　号	ISBN 978-7-5335-5945-8
定　　价	30.00 元

书中如有印装质量问题，可直接向本社调换

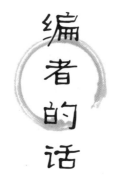

编者的话

陈修园（1753—1823），福建古代名医之一，其善于继承整理古典医籍，功力深厚，涉猎广泛，博采众长，学术上医文并重，法古而不泥古，继承创新并举。他注疏经典，启迪后人，是一位中医科普大家和卓越的教育家。

此套16种陈修园医书（原丛书名为"新校注陈修园医书"）自20世纪80年代由我社出版以来，深受广大中医爱好者和海内外中医界同仁的喜爱，同人脍炙，梨枣再易，总印数达50多万册，并先后荣获首届全国优秀医史文献图书暨中医药工具书银奖、全国首届古籍整理图书三等奖等多项省部级与国家级奖项。为了更好地阐发其学术价值，增强可读性，此次按现行编辑规范全面重新审读和梳理，定名为"中医启蒙经典·名家校注南雅堂陈修园医书"。

与其他陈修园医学丛书不同的是，本套丛书校注者不乏闽派著名临床医家、医史学家、我国首批 500 名老中医专家，他们中有原福建中医学院院长俞长荣、享医史界"南俞北马"之誉的"南俞"俞慎初教授、五世医家的林庆祥中医师。其次，此套丛书校注既遵从医古文规范精妙到位，又贴合临床，从临床角度多有发挥，更切实用性与启发性。为了凸显本套丛书的校注特色，我们基本还原和保留了校注者的校注原貌。

值此丛书问世之际，我们深切怀念"新校注陈修园医书"的倡导者、组织者、策划者——我国已故著名中医学家、医史大家俞慎初教授。此次，由俞慎初之女、"新校注陈修园医书"原责任编辑、我社原副社长副总编辑俞鼎芬编审组织联系，我们再次探访了几位校注者。在重新整理此丛书的过程中，我们深为老一辈中医药专家对中医事业的认真执着、无私奉献和不懈追求的精神所感动。他们的精神永远铭刻在我们心中，并激励着后人求索奋进。

由于原版书校注年代久远，经过多方努力，仍无法与所有校注者一一取得联系，望校注者或其亲属看到此套丛书后尽快与我社联系，我们将按有关规定寄赠样书并付稿酬。

再次感谢为此套丛书出版倾注大量心血的前辈们！

编者

2019 年 5 月

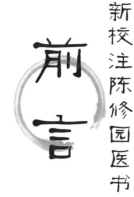

新校注陈修园医书

前言

　　陈修园（1753—1823），名念祖，福建长乐人。他学识渊博，医理精湛，不仅是一位富有创见的医学理论家和医术超群的临床家，同时也是一位杰出的中医科普作家。

　　陈氏热爱祖国医学，以继承、发扬这一宝贵的民族文化遗产为己任，孜孜不倦地为之奋斗终身。他对古典医籍的钻研，功力深厚，涉猎广泛，并博取众长，结合个人实践体会，写出许多著作，因而自成一家。特别可贵的是，他不鄙薄貌似浅易的中医普及工作，数十年如一日，本着"深入浅出，返博为约"的精神，采用通俗易懂的文字，阐释古奥艰深的中医学理，为后学者开启了升堂入室的方便之门。

　　陈氏著作颇多，业经肯定的有《神农本草经读》《时方歌括》《时方妙用》《医学三字经》《医学实在易》《医学从众录》《伤寒论浅注》《金匮要略浅注》《伤寒真方歌括》《金匮方歌括》《长沙方歌括》《景岳新方八砭》《灵素集注节要》《女科要旨》《十药神书注解》《伤寒医诀串解》等十六种，包括了从基础到临床，从入门、普及到提高等方面的内容，体现了陈氏的理论、心法和经验。其文字质朴洗炼，畅达优美，歌诀音韵，脍炙人口；其内容深入浅出，切于实用。有人称道他的文章是"连篇累牍而不繁，寥寥数语而不漏"。他的著作，一百多年来流传广泛、影响深远，成为中医自学与教学的重要书籍。

因此，搜集、整理陈氏的医学论著，并加以发扬光大，是中医学术界一项责无旁贷的任务。为此，我们选择了陈修园著作的适当版本，进行了校勘、注释和标点断句，并由福建科学技术出版社分册出版。

祖国医学在漫长的历史发展过程中，虽然几经摧残，但仍人才辈出，代有名家，经验日益丰富，理论不断发展。此中道理，值得探讨。我们希望通过陈修园著作的校注出版，有助于更好地，全面、系统、深入地研究陈氏的学术成就和学术思想；有助于探索中医名家的成长道路，摸索中医人才的培养规律；同时，也给中医临床、教学、授徒与自学提供一份宝贵的参考资料。

然而，由于时代的局限和遵古太甚，陈氏对于祖国医药学的发展，难免认识不足，对持不同学术观点医家的批评，未免失之过激，这是学习、研究陈修园学术思想时应该注意的问题。

中华全国中医学会福建分会
"新校注陈修园医书"校注组
1981 年 8 月

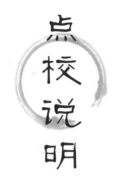

点校说明

一、本书以光绪戊申年上海章福记石印本为底本，分别以福州宏文阁木刻本（简称"宏文阁本"）和南雅堂木刻本（简称"南雅堂本"）为主校本和旁校本；并参考商务印书馆校印的成无己《注解伤寒论》（简称"成本"）和赵开美复刻的宋版《伤寒论》（简称"赵刻本"），以及《素问》《脉经》等进行校勘。

二、从陈修园自订的"凡例"中看出，陈注以张隐庵（著《伤寒论集注》）和张令韶（著《伤寒论直解》）二家之说为主，又博采了其他各家独特之言；原条文是以赵刻本和成本为据。因这次校勘不是校成本与赵刻本孰正孰误，故两版本互异之处不另出注。

三、本书卷次、篇章均依底本排列。原著卷六末附有几篇"跋"或"后跋"，多属饰文，无甚参考价值，故此次未予收入。底本繁体字竖排今改为简化字横排，底本中的双行小字统一改为单行小字。排式变更造成的文字含义变化予径改。

四、陈修园编写时是将《伤寒论》原文依次于每条前后以小字夹注，把小字注融于条文中而一气呵成。采用标点时，若仅顾及小字注，势必影响底本内容的连贯性，违反陈氏原意；若仅顾及原条文句读完整性，则小字注读法又受影响。故这次点校只得顺从陈氏原意，将小字融于条文中来采用现代标点。

五、本书底本目录与正文有出入，今依据目录调整正文标题，力求目录与正文标题一致，不另加注。

六、凡底本无误，校本有误的，不改不注。底本引文虽有化裁，但文理通顺又不失原意者，不改不注。底本明显倒字与漏字等错误或底本引文改变原意时，遵校本据情酌改或仍存其旧，并酌情出注。

七、底本中的古今字、通假字、异体字，或改为简化字，或保留底本原字并酌情出注。

八、底本中某些中药名和中医专业术语具有时代特色，故中药名和中医专业术语与今通行名不同者，为保留古书原貌和时代特色，不作修改。

九、底本中疑难字、冷僻字，以及不易理解的词句、典故、重要特殊术语等，酌情简要出注。凡校注之文仅在首次出现时予以注释说明，再次出现从略。

十、为保留古书原貌，底本观点及理论不作任何删改，药物剂量亦采用旧制，个别当今已禁用或改用替代品的药物也未作改动，请读者注意甄别。

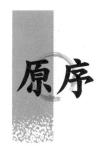

原序

　　余每览越人入虢之诊[1]，望齐侯之色，未尝不慨然叹其才秀也。怪当今居世之士，曾不留神医药，精究方术，上以疗君亲之疾，下以救贫贱之厄，中以保身长全，以养其生。但竞逐荣势，企踵权豪，孜孜汲汲，惟名利是务；崇饰其末，忽弃其本，华其外而悴其内，皮之不存，毛将安附焉？卒然遭邪风之气，婴非常之疾，患及祸至，而方震栗，降志屈节，钦望巫祝，告穷归天，束手受败。赍百年之寿命，持至贵之重器，委付凡医，恣其所措。咄嗟呜呼！厥身已毙，神明消灭，变为异物，幽潜重泉，徒为啼泣。痛夫！举世昏迷，莫能觉悟，不惜其命，若是轻生，彼何荣势之云哉？而进不能爱人知人，退不能爱身知己，遇灾值祸，身居厄地，蒙蒙昧昧，蠢若游魂。哀乎！趋世之士，驰竞浮华，不固根本，忘躯徇物，危若冰谷，至于是也！余宗族素多，向余二百。建安纪年以来，犹未十稔，其死亡者三分有二，伤寒十居其七。感往昔之沦丧，伤横夭之莫救，乃勤求古训，博采众方，撰用《素问》《九卷》《八十一难》《阴阳大论》《胎胪药录》，并平脉辨证，为《伤寒杂病论》

---

〔1〕余每览越人入虢之诊：此句开首，赵刻本和成本均有"论曰"两字。

合十六卷。虽未能尽愈诸病，庶可以见病知源。若能寻余所集，思过半矣。夫天布五行，以运万类；人禀五常，以有五脏。经络府俞，阴阳会通，元冥幽微，变化难极。自非才高识妙，岂能探其理致哉？上古有神农、黄帝、岐伯、伯高、雷公、少俞、少师、仲文，中世有长桑、扁鹊，汉有公乘阳庆及仓公。下此以往，未之闻也。观今之医，不念思求经旨，以演其所知，各承家技，终始顺旧。省疾问病，务在口给；相对斯须，便处汤药。按寸不及尺，握手不及足；人迎趺阳三部不参；动数发息不满五十。短期未知决诊，九候曾无仿佛；明堂阙庭，尽不见察，所谓窥管而已。夫欲视死别生，实为难矣！孔子云：生而知之者上，学则亚之，多闻博识，知之次也。余宿尚方术，请事斯语。

汉长沙太守南阳张机仲景撰[1]

程郊倩注曰：古人作书，大旨多从序中提出。孔子于《春秋》未尝有序，然其言曰：知我者其惟《春秋》乎，罪我者其惟《春秋》乎！又曰：其义则丘窃取之矣，即此是《春秋》孔子之自序。孟子则曰：孔子惧作《春秋》。又曰：孔子作《春秋》，而乱臣贼子惧，是即孟子之代《春秋》序也。迄今未读《春秋》者，亦能道及《春秋》，无非从此数句书读而得其大旨。余读《伤寒论》仲景之自序，竟是一篇悲天悯人文字，从此处作论，盖即孔子惧作《春秋》之微旨也。缘仲景之在当时，犹夫春秋之有孔子，道大莫容，一时惊怖其言而不信。是以目击宗族之死亡，徒伤之而莫能救，则知仲景之在当时宗族且东家丘之矣[2]。况复举世昏迷，莫知觉悟，安得不赍百年之寿命，持至贵之重器，悉委凡医，恣其所措乎？"恣其所措"四字，于医家可称痛

---

〔1〕汉长沙……撰：赵刻本和成本均无"汉长沙太守"等十二字。

〔2〕且东家丘之矣：诸本均同，但其义不详，有待研究。

骂，然实是为病家深悼也。医家苦于不知病，病家苦于不知医。"知"之一字，两难言之。若欲爱人知人，先是爱身知己。凡勤求博采，从天之五行、人之五常，与夫经络腑脏、阴阳会通外，殚了多少体认工夫[1]。此非医之事，而己之事也。医不谋之己而谋之人，则医者人也，而厥身已毙[2]，神明消灭，变为异物，幽潜重泉，徒为啼泣者已也，非人也，医不为之代也。从此处语医，自是求之于己，不复求之于人。从己求医，求之于知；从人求医，求之于行。知行合一之学，道则皆然，医事独否。知则必不能行，行则未必能知。行者之精神力量都用在"行"上，何由去"知"？但能各承家技，终始顺旧，罔不行矣，终日杀人，亦只是行。知者之精神力量都用在"知"上，何暇去"行"？即使欲行，而思求经旨，以演其所知，较之相对斯须便处汤药者，钝不如敏，庶己见病知源；较之省疾问病务在口给者，藏不如炫，徒知活人孰与活口？所以群言莫正，高技常孤。在仲景之身，已是一钝秀才，持此诲及于医，又何利于医而屑其教诲者？故半夜晨钟，仅于序中为蒙蒙昧昧辈一唤，起此游魂，预掩其啼泣也。若是真正惜命，亟从己上作工夫，等医事于自家之身心性命，即君亲亦是己之君亲，贫贱亦是己之贫贱。至若"保身长全，以养其生"，盖是己之身与生，从爱身知己中广及爱人知人，无非自己求之者，于己处求知，不于己处求行，则寻师俱在吾论中，无他觅也。其间"见病知原"，是全论中丹头；若能"寻余所集，思过半矣"，是全论中鼎灶；"思求经旨，以演其所知"，是全论中火候。要此火候足时，须要晓得此论是知医的渊源，从艰难中得之，不是行医的方技，以简便法取之者也。故一篇之中，创凡医之害正[3]，痛举世之昏迷，于忧谗畏讥之际，不啻三致意焉[4]。

---

〔1〕殚：尽。

〔2〕厥身已毙：底本"已"作"以"，径改。

〔3〕创：作"伤"或"惩"解。此似指前者，即伤感之意。

〔4〕不啻：不止。

盖深惧夫邪说惑民，将来不以吾论为知之次，反借吾论为行之首，从医道中生出乡愿来[1]，以贼吾论[2]，于千百世后恣其所措，将何底止？故预示读吾论者，亟以医征艾也[3]。吾故曰：得仲景之《伤寒论》而读之，先须辟去叔和之序例始；敢向叔和之序例而辟之，先须读著仲景此处之自序始。按：程郊倩，名应旄，新安人也。喜读书，神悟过人。但变更仲景原文，以为注疏，未免聪明误用。而少阳、太阴等篇尤多葛藤[4]，不可为法。若使全部中尽如此注之纯，则仲景必许为贤弟子，后学者可奉为大宗师矣。

---

〔1〕乡愿：指乡里中言行不符、伪善欺世的人。引申为识见简陋、胆小无能的人。
〔2〕贼：害，扰乱之意。
〔3〕征艾：南雅堂本作"惩艾"，即惩戒，惩治。
〔4〕葛藤：喻纠缠不已。

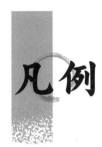

凡例

一、仲景书本于《内经》，法于伊尹[1]，汉《艺文志》及皇甫谧之言可据。盖《内经》详于针灸，汤液治病始自伊尹，扁鹊、仓公因之[2]。至仲景专以方药为治，而集群圣之大成。医门之仲景，即儒门之孔子也。但其文义高古，往往意在文字之外，注家不得其解，疑为王叔和之变乱。而不知叔和生于晋代，与仲景相去未远，何至原书无存耶？若仲景另有原书，叔和何能尽没，以致今日之所存者仅有叔和之编次耶？要知《平脉》《辨脉》《伤寒例》《诸可与不可与》等篇，为王叔和所增，增之欲补其未详，非有意变乱也。然仲景即儒门之孔子也，为叔和者，亦游、夏不能赞一辞耳[3]。兹故于其所增者削之。

一、叔和编次《伤寒论》，有功千古，增入诸篇，不书其名，王安道惜之。然自《辨太阳病脉证》至《劳复》止，皆仲景原文。其章节起止照应，王肯

---

〔1〕伊尹：商代人。据《甲乙经·序》载：伊尹"撰用神农本草以为汤液"。因而有汤剂始自伊尹的传说。

〔2〕因之：因，作延续、继承解。

〔3〕游、夏：即子游、子夏。为孔子的两位学生。

堂谓如神龙出没，首尾相顾，鳞甲森然。兹刻不敢增减一字，移换一节。

一、成无己注后，诸家皆有移易，若陶节庵、张景岳、程山龄辈无论矣[1]。而方中行、喻嘉言、程郊倩、程扶生、魏念庭、柯韵伯皆有学问、有识见之人，而敢擅改圣经，皆由前人谓《伤寒论》非仲景原文，先入为主。遂于深奥不能解之处，不自咎其学问之浅，竟归咎于叔和编次之非。遂割章分句，挪前换后，以成一篇畅达文字。如诗家之集李集杜，虽皆李、杜句，究竟非李、杜诗也。余愿学者从仲景原文细心体认，方知诸家之互相诋驳者，终无一当也。

一、宣圣云：信而好古。成无己注《伤寒论》，不敢稍参意见而增删移易，盖好由于信也。后辈不得仲景之旨，遂疑王叔和之误，以致增出三大纲之说，传经为热、直中为寒之论，今古南北贵贱之分，三时正冬之异，种种谬妄，皆由不信故也。惟张隐庵、张令韶二家，俱从原文注解，虽间有矫枉过正处，而阐发五运六气、阴阳交会之理，恰与仲景自序撰用《素问》《九卷》《阴阳大论》之旨吻合，余最佩服。今照二家分其章节，原文中衬以小注，俱以二家之说为主。而间有未甚惬心者，另于方中行、喻嘉言各家中，严其采择以补之。盖以各家于仲景原文前者后之、后者前之，字句、药品任意增减改易，既非全璧，而分条注释，精思颖悟，不无碎金，总期于经旨明畅而后已。

一、仲景《伤寒论》即《内经》所言三阴三阳各因其脏脉之理，二张会全部《内经》以为注解。余百读之后，神明与浃[2]，几不知我即古人，古人即我。故每节总注，或注其名，或止注述字，不拘拘以形迹论也。至于各家有一得之处，必注其姓名，盖以作家苦心不容没也。

一、是书虽论伤寒，而百病皆在其中：内而脏腑，外而形身，以及气

---

[1] 程山龄：疑系程钟龄之误。

[2] 浃（jiá 夹）：湿透。这里指融合。

血之生始，经俞之会通，神机之出入，阴阳之变易，六气之循环，五运之生制，上下之交合，水火之相济，寒热虚实、温清补泻，无不悉备。且疾病千端，治法万变，统于六经之中，即吾道一以贯之之义。若读《灵》《素》《难经》，不于此求其实用，恐坠入张景岳一流，以阴阳二字说到《周易》，说到音律并及仙释，毫无下手工夫；止以人参、地黄自数钱以及数两，为真阴、真阳之主药，贻害无所底止。急读此书，便知悔悟。

一、此书原文中衬以小注，祗求经旨明畅，绝不敢骛及高远，致学者有涉海问津之叹。唯是汉文语短味长，往往于一二虚字中寓其实理，且于无字中运其全神。余衬以小注，采各家之精华，约之于一言一字，读者最宜于此处著眼。

一、余前刻数种，采集固多，而独出己见者亦复不少。惟此刻以二张为主，又博采各家独得之言，融会大旨，而为小注，去取则有之，杜撰则无也。

一、《伤寒论》及《金匮》方出自上古及伊尹汤液，明造化之机，探阴阳之本，所有分两、煮法、服法等，差之一黍，即大相迳庭。余另有《长沙方歌括》六卷附后[1]。

一、《伤寒论》晋太医令王叔和撰次，宋臣林亿等校正，金聊摄成无己注解，此为原本。如《辨脉》《平脉》《序例》，前贤谓其出于叔和之手。余细绎文义，与六经篇不同。至于《诸可与不可》篇，余即以叔和之说定之。叔和云：夫以疾病至急，仓卒寻按，要者难得，故重集可与不可方治列之篇后，其为叔和所作无疑。兹余于叔和所增入者悉去之，去之所以存其真也。

---

[1]《长沙方歌括》：底本及宏文阁本均作《长沙方法歌》。

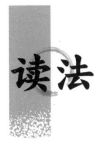

读法

【按】 仲景《伤寒论》六经与《内经·热病论》六经，宜分别读。王叔和引《热病论》文为序例，冠于《伤寒论》之首，而论中之旨反因以晦。甚矣！著作之难也。

【按】 六气之本标中气不明，不可以读《伤寒论》。《内经》云：少阳之上，火气治之，中见厥阴；阳明之上，燥气治之，中见太阴；太阳之上，寒气治之，中见少阴；厥阴之上，风气治之，中见少阳；少阴之上，热气治之，中见太阳；太阴之上，湿气治之，中见阳明。所谓本也，本之下中之见也，见之下气之标也。本标不同，气应异象[1]。《内经》此旨深邃难测，即王太仆所注亦不过随文敷衍，未见透彻。惟张景岳本张子和之说而发挥之，洵可谓千虑之一得也[2]。（图另附后）

---

[1]本标不同，气应异象：由于六气本标不同，所以它所反映的现象也不是一致的。象，高士宗云"病形也"。见下表：

本	火 气	燥 气	寒 气	风 气	热 气	湿 气
中	厥 阴	太 阴	少 阴	少 阳	太 阳	阳 明
标	少 阳	阳 明	太 阳	厥 阴	少 阴	太 阴

[2]洵：诚然，实在。

【按】 《至真要大论》曰：少阳、太阴从本；少阴、太阳从本从标；阳明、厥阴不从标本，从乎中也。何则？少阳、太阴从本者，以少阳本火而标阳，太阴本湿而标阴，标本同气，故当从本。然少阳、太阴亦有中气，而不言从中者，以少阳之中，厥阴木也，木火同气，木从火化矣，故不从中也。太阴之中，阳明金也，土金相生，燥从湿化矣，故不从中也。少阴、太阳从本从标者，以少阴本热而标阴，太阳本寒而标阳，标本异气，故或从本或从标，而治之有先后也。然少阴、太阳亦有中气，以少阴之中太阳水也，太阳之中少阴火也。同于本则异于标，同于标则异于本，故皆不从中气也。至若阳明、厥阴不从标本，从乎中者，以阳明之中，太阴湿土也，亦以燥从湿化矣。厥阴之中，少阳火也，亦以木从火化矣。故阳明、厥阴不从标本，而从中气也。要之，五行之气，以木遇火则从火化，以金遇土则从湿化，总不离于水流湿火就燥、同气相求之义耳。然六气从化，未必皆为有余。知有余之为病，亦当知其不及之难化也。夫六经之气，时有盛衰，气有余则化生太过，气不及则化生不前。从其化者化之常，得其常则化生不息；逆其化者化之变，值其变则强弱为灾。如木从火化也，火盛则木从其化，此化之太过也；阳衰则木失其化，此化之不前也。燥从湿化也，湿盛则燥从其化，此化之太过也；土衰则金失其化，亦化之不前也。五行之气正对俱然，此标本生化之理所必然者。化而过者宜抑，化而不及者不宜培耶？此说本之张景岳，诚觉颖悟，但彼时未得明师友以导之，致终身受高明之过，可惜也夫！

【按】 程郊倩云：经，犹言界也，经界既正，则彼此辄可分疆；经，犹言常也，经常既定，则徙更辄可穷变。六经署而表里分，阴阳划矣。凡虚实寒温之来虽不一其病，务使经署分明，则统辖在我，不难从经气浅而浅之，深而深之；亦不难从经气浅而深之，深而浅之可也。

【按】 六经之为病，仲景各有提纲。太阳以脉浮、头痛、项强、恶寒八字提纲；阳明以胃家实三字提纲；少阳以口苦、咽干、目眩六字提纲；

太阴以腹满而吐、食不下，自利益甚、时腹自痛、若下之必胸下结鞭二十三字提纲；少阴以脉微细、但欲寐六字提纲；厥阴以消渴、气上撞心、心中疼热、饥而不欲食、食则吐蛔、下之利不止二十四字提纲。以提纲为主，参以论中兼见之证，斯无遁情矣。鞭音硬，坚也。蛔，食虫也。

【按】 程郊倩云：仲景六经条中，不但从脉证上认病，要人兼审及病情。故太阳曰恶寒，阳明曰恶热，少阳曰喜呕，太阴曰食不下，少阴曰但欲寐，厥阴曰不欲食，凡此皆病情也。

【按】 柯韵伯云：太阳为先天之巨阳，其热发于营卫，故一身手足壮热；阳明乃太少两阳相合之阳，其热发于肌肉，故蒸蒸发热；少阳为半表半里之阳，其热发于腠理，时开时合，故往来寒热。此三阳发热之差别也。太阴为至阴，无热可发，因为胃行津液以灌四旁，故得主四肢，而发热于手足，所以太阴伤寒手足自温，太阴中风四肢烦疼耳；少阴为封蛰之本，若少阴不藏，则坎阳无蔽，故有始受风寒而脉沉发热者，或始无表热，八九日来热入膀胱，致一身手足尽热者；厥阴当两阴交尽，一阳初生，其伤寒也，有从阴而先厥后热者，从阳而先热后厥者，或阳进而热多厥少，或阳退而热少厥多，或阴阳和而厥与热相应者。是三阴发热之差别也。

【按】 高士宗云：热，阳气也；寒，阴气也。恶寒者，周身毛窍不得阳气之卫外，故皮毛啬啬然洒淅也。人周身八万四千毛窍。太阳卫外之气也，若病太阳之气，则通体恶寒。从头项而至背膂，太阳循行之经也。若病太阳之经，则其背恶寒，恶寒之外，又有身寒。身寒者，著衣重复而身常寒，乃三焦火热之气不能温肌肉也。本论云：形冷恶寒者，此三焦伤也，即身寒之谓也。

【按】 《灵枢·本脏篇》云：三焦膀胱者，腠理毫毛共应。是太阳又主通体之毫毛，而为肤表之第一层，故必首伤太阳也。然亦有不从太阳，而竟至于阳明、少阳以及于三阴者。张令韶注云，此又值三阴三阳所主之部位而受之也。《灵枢·病形》篇云：中于面，则下阳明；中于项，则下太阳；中于颊，则下少阳。其中于膺背两胁，亦中其经。又曰：中于阴者，常从跗臂始。此皆不必拘于首伤太阳也。柯韵伯云：本论太阳受邪，有中项、中背之别，中项则头项强痛，中背则背强几几也；阳明有中面、中膺之别，中面则目痛鼻干，中膺则胸中痞鞕也；少阳有中颊、中胁之别，中颊则口苦咽干，中胁则胁下痞鞕也。此岐伯"中阳溜经"之义[1]。其云邪中于阴从跗臂始，奈何？谓自经及脏，脏气实而不能容，则邪还于腑？故本论三阴皆有自利证，是寒邪还腑也；三阳皆有可下证，是热邪还腑也。此岐伯"中阴溜腑"之义。

【按】 张令韶云：传经之法，一日太阳，二日阳明，三日少阳，四日太阴，五日少阴，六日厥阴。六气以次相传，周而复始，一定不移，此气传而非病传也。本太阳病不解，或入于阳，或入于阴，不拘时日，无分次第。如传于阳明，则见阳明证；传于少阳，则见少阳证；传于三阴，则见三阴证。论所谓阳明、少阳证不见者，为不传也。伤寒三日，三阳为尽，三阴当受邪；其人反能食而不呕者，此为三阴不受邪也。此病邪之传也。须知正气之相传，自有定期。病邪之相传，随其证而治之，而不必拘于日数，此传经之大关目也。不然，岂有一日太阳则见头痛、发热等证，至六日厥阴不已，七日来复于太阳，复又见头痛、发热之证乎？此必无之理也。且三阴三阳，上奉天之六气，下应地之五行，中合人之脏腑，合而为一，分而为三，所该者广[2]。今人言太阳止曰膀胱，言阳明止曰胃，言少阳止曰胆，三阴亦然，是以有传足不传手之说。不知脏腑有形者也，三阴三阳无形者也，无形可以该有形，

---

〔1〕中阳溜经：语出《灵枢·邪气脏腑病形》篇，原文为"邪之中人也，中于阴则溜于腑，中于阳则溜于经"。意即邪气侵入人体，有一个传变过程，有时邪气伤了阴经，会传到属阳的六腑；邪气侵犯阳经的某个部位，可能就在这条经脉传变和发病。溜，同流，行也。

〔2〕该：通"赅"，兼备也，包括之意。

而有形不可以概无形。故一言三阳，而手足三阳俱在其中；一言三阴，而手足三阴俱在其中。所以六经首节止提太阳之为病，而不言足太阳、足少阴之为病，其义可思矣。况论中厥阴心包、少阳三焦、太阴肺之证颇多；又阳明燥结，有不涉于大肠者乎？传足不传手之说非也。

【按】　《内经》云：太阳为开，阳明为合，少阳为枢；太阴为开，厥阴为合，少阴为枢。此数语为审证施治之大关键。至于病发何经，或始终只在一经，或转属他经，或与他经合病、并病，各经自有各经之的证可验，原不可以日数拘。而一日太阳至六日厥阴之数，周而复始，谓之经气，其日数一定不移。医者先审出确系那一经之病证，再按各经值日之主气定其微甚，卜其生死，乘其所值之经气而救治之，此论中之大旨也。其一二日、八九日、十余日等字，皆是眼目，不可只作间字读也[1]。

【按】　或问张令韶曰：伤寒六气相传，正传而非邪传固已，不知无病之人正亦相传否？不然，正自正传，邪自邪传，两不相涉，正传可以不论，何以伤寒必计日数也？答曰：无病之人，由阴而阳，由一而三，始于厥阴，终于太阳，周而复始，运行不息，莫知其然。无病之人经气之传，无所凭验。病则由阳而阴，由三而一，始于太阳，终于厥阴。自得病之日，即从太阳逆传，一日一经。一逆则病，再逆则甚，三逆而死矣。所以伤寒传经，不过三传而止，安能久逆也？其有过十八日不愈者，虽病而经不传也，不传则势缓矣。

【按】　宋元以后医书，皆谓邪从三阳传入，俱是热证，惟有下之一法。论中四逆、白通、理中等方，俱为直中立法。何以谓之直中？谓不从三阳传入，迳入三阴之脏，惟有温之一法。凡传经俱为热证，寒邪有直中而无传经，数百年来相沿之说也。余向亦深信其然，及临证之久，则以为不然。"直中"二字，《伤寒论》虽无明文，而直中之病则有之。有初证即见三阴寒证者，

---

〔1〕间（jiàn 见）字：无关紧要的字。

宜大温之；有初病即是三阴热证者，宜大凉之、大下之。是寒热俱有直中，世谓直中皆为寒证者，非也；有谓递次传入三阴尽无寒证者，亦非也。盖寒热二气，盛则从化[1]，余揆其故则有二[2]：一从病体而分，一从误药而变，何则？人之形有厚薄，气有盛衰，脏有寒热，所受之邪，每从其人之脏气而为热化、寒化。今试譬之于酒，酒取诸水泉，寒物也；酒酿以曲蘖，又热物也。阳脏之人过饮之，不觉其寒，第觉其热，热性迅发则吐血、面疮诸热证作矣；阴脏之人过饮之，不觉其热，但觉其寒，寒性凝滞则停饮、腹胀、泄泻诸寒邪作矣。知此愈知寒热之化，由病人之体而分也。何谓误药而变？凡汗下失宜，过之则伤正而虚其阳，不及则热炽而伤其阴。虚其阳，则从少阴阴化之证多，以太阳、少阴相表里也；伤其阴，则从阳明阳化之证多，以太阳、阳明递相传也。所谓寒化、热化，由误治而变者此也。至云寒邪不相传，更为不经之说。仲景云：下利、腹胀满、身体疼痛者，先温其里，乃攻其表，温里宜四逆汤，攻表宜桂枝汤，此三阳阳邪传入三阴，邪从阴化之寒证也。如少阴证下利，白通汤主之，此太阴寒邪传入少阴之寒证也；如下利清谷，表寒外热，汗出而厥者，通脉四逆汤主之，此少阴寒邪传入厥阴之寒证也。谁谓阴不相传，无阳从阴化之理乎？末段采吴氏说，与本注略有异同，然大体却不相悖。

【按】　论中言脉，每以寸口与趺阳、少阴并举。又自序云：按寸不及尺，握手不及足，人迎、趺阳三部不参等语，是遍求法，所谓撰用《素问》《九卷》是也。然论中言脉不与趺阳、少阴并举者，尤多是独取寸口法，所谓撰用《八十一难》是也。然仲景一部书，全是活泼泼天机，凡寸口与趺阳、少

---

〔1〕从化：谓伤寒传经从阳化热、从阴化寒。因形有厚薄，脏有虚实，感受邪气虽一，但形脏不同，故或从寒化，或从热化，或从虚化，或从实化，义出《医宗金鉴·伤寒心法要诀》。

〔2〕揆（kuí 葵）：揣测。

阴对举者，其寸口是统寸、关、尺而言也；与关、尺并举者，是单指关前之寸口而言也。然心营、肺卫应于两寸，即以论中所言之寸口，俱单指关前之寸口而言，未始不可也。曰足太溪穴属肾，足趺阳穴属胃，仲景用少阴、趺阳字眼，犹云肾气、胃气。少阴诊之于尺部，趺阳诊之于关部，不拘拘于穴道上取诊，亦未始不可也。然而仲景不言关、尺，止言少阴、趺阳，何也？盖两寸主乎上焦，营卫之所司，不能偏轻偏重，故可以概言寸口也。两关主乎中焦，而脾胃之所司，左统于右，若剔出右关二字，执著又不该括，不如止言趺阳之为得也。两尺主乎下焦，而肾之所司，右统于左，若剔出左尺二字，执著又不该括，不如止言少阴之为得也。至于人迎穴在结喉，为足阳明之动脉，诊于右关，更不待言矣。而且序文指出"三部"二字，醒出论中大眼目，学者遵古而不泥于古，然后可以读活泼泼之《伤寒论》。

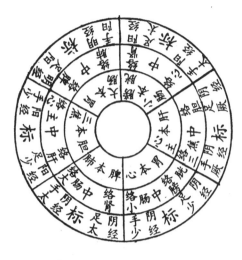

脏腑应天本标中气图

脏腑经络之标本：脏腑为本，居里；十二经为标，居表；表里相络者为中气；居中所谓络者，乃表里互相维络，如足太阳膀胱经络于肾，足少阴肾经亦络于膀胱也。余仿此。

六经之气，以风、寒、热、湿、火、燥为本，三阴三阳为标，本标之中见者为中气。中气如少阳、厥阴为表里，阳明、太阴为表里，太阳、少阴为表里。表里相通，则彼此互为中气。义出《六微旨大论》。

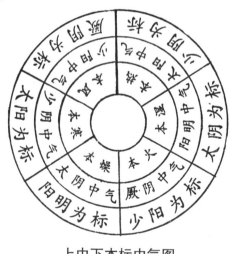

上中下本标中气图

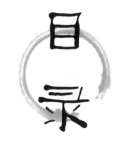

【按】 前人谓《伤寒论》三百九十七法、一百一十三方，柯氏非之，余向亦服柯氏之灼见。然二十年来，诵读之余，偶得悟机，必注其旁。甲寅乙卯，又总录之，分为二种：一曰《伤寒论读》，一曰《长沙心法》，尚未付梓。己巳岁保阳供职之余，又著《伤寒论浅注》一十二卷，删去《伤寒序例》《平脉》《辨脉》及《可与不可与》等篇，断为叔和所增，即《痉湿暍篇》亦是叔和从《金匮》移入。何以知之？即于前人所谓三百九十七法、一百一十三方二句知之也。其一百一十三方之数，宋元旧本与近本俱同，无庸赘论。而喻嘉言于各节后旁注，计共几法，未免强不知以为知。张宪公、王晋三以各方后㕮咀为末、先后煮、啜粥不啜粥、饮暖水、日几服夜几服等为法，亦不过于人人俱略中点个眼目，非于全论中明其体用。且三百九十七之数亦不相合，余不敢阿其所好。新安程郊倩一翻前说，谓论中各自名篇，而不言法；其辨脉、平脉系之以法，而不名篇，法止有二，多则不成法矣。而不知王叔和以脉法自许，著有《脉经》行世，其《辨脉》《平脉》原为叔和所增。程郊倩《后条辨》一部，有心与叔和为难，而竟崇奉此二篇为不易之法。是贬驳叔和者，反为叔和之功臣。叔和有知，当亦哑然笑矣。余考仲师原论始于太阳篇，至《阴阳易差后劳复》篇止，共计三百九十七节（二张于阳明篇病人无表里一节，误分为两节，今改正之）。何以不言节而言法？盖节中字字是法，言法即可以该节也。至于痉湿暍证，虽当与本论另看，而义实相通。叔和引《金匮》原文以附之，不敢采入论中一方，微示区别之意也。其序例、辨脉、平脉诸篇，开手处先挈立论之大端。其可与不可诸篇总结处，重申立论之法戒。编次之体裁如是，王安道谓其附入己意不明，书其名而病之。岂知其附入处，用笔敷辞，不敢临摹一式，大有深意。天下后世，若能体会于文字之外者，许读此书。否则，宁使千千万万门外汉讽我谤我，藉权力而陷我穷途之哭。总不使未入我白眼中者，向人说曾读我书。曾读我所读之书则幸甚，叔和谅亦嵇、阮一辈人欤^[1]！

---

〔1〕嵇、阮：即嵇康和阮籍，均为晋朝著名诗人，以不媚权势、蔑视礼教著称。据说，籍能为青白眼，见礼俗之士，以白眼对之。时率意独驾，不由径路，车辙所穷，辄恸哭而返。(见《中国人名大辞典·阮籍》)

张仲景《伤寒论》原文浅注

闽长乐　陈念祖修园　集注
男　元蔚古愚　
　　元犀灵石　同参校

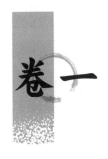

卷一

辨太阳病脉证篇 计四十一节

太阳主人身最外一层，有经之为病，有气之为病，主于外则脉应之而浮，何以谓经？《内经》云：太阳之脉连风府，上头项，挟脊，抵腰，至足，循身之背，故其为病头项强痛。何以谓气？《内经》云：太阳之上，寒气主之[1]。其病有因风而始恶寒者，有不因风而自恶寒者，虽有微甚，而总不离乎恶寒。盖人周身八万四千毛窍，太阳卫外之气也。若病太阳之气，则通体恶寒；若病太阳之经，则背恶寒。

---

〔1〕太阳之上，寒气主之：语出《素问·天元纪大论》。风、寒、暑（热）、湿、燥、火六气，分主三阴三阳。风化厥阴，热化少阴，湿化太阴，火化少阳，燥化阳明，寒化太阳。六气为本，三阴三阳为标。太阳与寒属标与本的关系，故云"太阳之上，寒气主之"。

此言太阳之为病总提大纲。

太阳脉浮、头项强痛之病，若得病而即见**发热**，风为阳邪，其性迅速也；且见**汗出**，风干肌腠而外不固也。恶寒之微，见风始恶而为**恶风**，风性散漫，于浮**脉**之中，而觉其怠缓者，此病名为**中风**。其名为中奈何？盖以风者善行而数变，由毫毛直入肌腠，如矢石之中人也。

此论风中太阳之肌腠。受业薛步云按：风，阳邪也。太阳之标为阳，两阳相从之为病，重在"发热"二字。

太阳脉浮、头项强痛之病，中风外又有阴邪之证。其邪浅，其人阳气盛者，即时**或已发热**；其邪深，其人阳气弱者，其时**或未发热**，然已发未发，虽曰不同，而于其先见之时，可以断其**必然**者，一在**恶寒**，以伤寒必恶寒，无风时亦觉其寒，非若恶风者，有风时始觉其寒也；一在**体痛**，以寒邪外束，伤太阳通体之气也；一在**呕逆**，以寒邪内侵，里气不纳也。其为**脉阴**尺**阳**寸**俱紧**者，以太阳本寒，而加以外寒，两寒之气凝聚于中故也。此非太阳中风，而**名之曰伤寒**。其名为伤奈何？以肤表第一层而受损伤也。

此论寒伤太阳之肤表。受业薛步云按：寒，阳邪也。太阳之本为阴，两阴相合之为病，重在"恶寒"二字。

人之言伤寒者，动曰传经，其所以然之理难言也。有正传[1]，有邪传[2]，有阴阳表里之气相传，有六经连贯之气相传。请以阴阳表里之气相传者言之：**伤寒一日，太阳之气受之**，然太阳与少阴相表里，**脉若安静**而不数急者，**为止在太阳，而不传于少阴也**；**颇欲吐者**，即少阴欲吐不吐之见证。若兼见足少阴之躁、手少阴之烦，诊其脉数急而不安静者，遒**病太阳之气[3]，中见少阴之化，为传也**。伤寒如此，中风亦然。

---

〔1〕正传：指人体正气的循环。按日计传，即一日太阳，二日阳明……者，言平人六气周流，环转不息。

〔2〕邪传：指病邪传变。

〔3〕遒："乃"的异体字。

又以六经之气相传言之：**伤寒二日当阳明主气之期，三日当少阳主气之期。**若阳明之身热、自汗、不恶寒、反恶热之外证不见，少阳之口苦、咽干、目眩之外证不见者，为气之相传，而病不与气俱传也。伤寒如此，中风可知矣。二经如此，他经可知矣。

此二节，一论阴阳表里相传，一论六经之气相传。

且夫太阳病之即发者，有中风、伤寒之异。至于不即发者，《内经》谓冬伤于寒，春必病温，为伏邪蕴酿成热[1]，邪自内出。其证脉浮，头项强痛，故亦谓之太阳病。但初起即**发热而渴，不恶寒者**，须于中风、伤寒之外区别，**为温病。**治宜寒凉以解散，顺其性以导之，如麻杏甘石汤之类。若无头项强痛之太阳病，但见发热而渴、不恶寒之证，是太阳底面少阴为病。《内经》谓冬不藏精，春必病温是也。如心中烦不得卧者，黄连阿胶汤主之。稍轻者，阳盛阴虚之人，周身之经络浑是热气布护[2]，治法只宜求之太阳署之里，阳明署之表[3]。如所云心中懊恼、舌上苔者，栀子豉汤主之；渴欲饮水、口干舌燥者，白虎加人参汤主之；脉浮、发热、渴欲饮水、小便不利者，猪苓汤主之之类，切不可用辛温以发汗。若医者误用辛温之剂汗之，其内蕴之热得辛温而益盛。不特汗后身不凉静，而且**发汗已，身反灼热者**，是温病为风药所坏，遂变重证。**名曰风温。**风温之为病，若何？**其脉阴尺阳寸俱浮，其证自汗出**，犹为太阳中风之本象，而大可患者全显出少阴之危象。肾主骨，热在骨，故**身重**，热入阴分，故神昏而**多眠睡，鼻息必鼾**，为肾热而壅于肺；**语言难出**，为肾热而壅于心，以肾脉上连心、肺也。**若被误下者**，津液竭于下，而**小便不利**，津液竭于上，则目系紧急而**直视**，且既竭之余，肾气将绝，不能约太阳之气而**失溲**。危乎。危乎！**若更被火**灸或烧针者，以热攻热，肾败而现出克攻之象。**微者**皮肤**发黄色**，为土克水。**剧则**热亢攻心，如**惊痫**，热极生风，**时瘛疭**。其皮肤不止发黄，竟若火熏之，现出黄中带黑之色，是被下为一逆，被火再为逆。一逆尚可引日，再逆则促其命期。推而言之，

---

〔1〕伏邪：又称伏气。指病邪潜伏体内，经过相当时间才发作的病证。

〔2〕浑：即全、满之意。

〔3〕署：处所、部位。《国语》："署，位之表也。"

凡服一切消导之药，皆犯被下之禁；凡服一切辛热之药，皆犯被火之禁，医者可不慎乎哉？

此言太阳病中有温病，误治即变为风温也。

太阳底面，即是少阴。治太阳之病，即宜预顾少阴。二经标本寒热不同，医者必先了然于心，然后丝丝入扣。《内经》云：太阳之上，寒气主之。以寒为本，以热为标也。又云：少阴之上，君火主之。以热为本，以寒为标也。病有发热恶寒者，发于太阳之标阳也；无热恶寒者，发于少阴之标阴也。发于阳者，七日愈，发于阴者，六日愈。以阳数七、阴数六故也。

此一节，提阴阳寒热标本之大纲，并按阴阳之数，以定病愈之期，言手足标本之异。手之太阳其标热也，与手少阴为表里。发热恶寒，发于手太阳之标阳也。足之太阳其本寒也，与足少阴为表里。无热恶寒，发于足少阴之标阴也。

【按语】　陈氏研究《伤寒论》，是以六气标本中气为理论指导。他认为：六气之本标中气不明，不可以读《伤寒论》。六气标本中气的基本概念是：六经之气以风、寒、热、湿、火、燥为本，三阴三阳为标，本标之中见者为中气。中气如少阳、厥阴为表里，阳明、太阳为表里，太阳、少阴为表里，表里相通则彼此互为中气。意出《素问·六微旨大论》。

何以谓发于阳者七日愈？请言其所以愈之故。如太阳病，头痛等证至七日以上应奇数而自愈者，以太阳之病，自行其本经已尽七日之数故也。若未愈欲作再经者，阳明受之，宜针足阳明足三里穴以泄其邪，使经不传则愈。推之发于阴者六日愈之故，亦可以此例而得其旨矣。

此节承上文而言病愈之期，又提出"行其经"三字，谓自行其本经，与传经不同，曲尽伤寒之变幻。

六经皆有行有传，举太阳以为例。

察阴阳之数，既可推其病愈之日，而六经之病欲解，亦可于其所旺时推测而知之。太阳病，欲解之时，大抵从巳至未上者。以巳午二时，日中而阳气降，太阳之所主也。

邪欲退正欲复，得天气之助，值旺时而解矣。

此一节承上文而言病愈之时，以见天之六淫，能伤人之正气；而天之十二时，又能助人之正气也。

邪解后，未全畅快，曰病衰，曰少愈，皆可以"不了了"三字赅之。风，阳邪也，如太阳中风家，七日阳得奇数，邪气从表而解。然虽解而余邪不了了净尽者，俟过五日，五日为一候[1]，五脏元气始充，合共十二日，精神慧爽而愈。推之寒为阴邪，如发于阴之病，六日阴得偶数而解。既解而不了了者，亦须复过一候，大抵十一日而愈矣。若误治又不在此例。

此一节承上文言既愈之后而定以全愈之期也。

医家辨证，开口一言太阳，瞩目即在少阴。须知太阳标热而本寒，少阴标寒而本热。太阳之标，即少阴之本；少阴之本，即太阳之标。上章以发热、无热言，犹未畅明其义。兹请再申之，为辨太阳之证者辨到太阳之根。病人身大热，为太阳之标热在外，而反欲得近衣者，为少阴之标寒在内，是热在太阳所主之皮肤，寒在少阴所主之骨髓也；身大寒，为太阳之本寒在外，而反不欲近衣者，为少阴之本热在内，是寒在太阳所主之皮肤，热在少阴所主之骨髓也。身之寒热不足凭，必以骨髓之寒热为主。阳根于阴，司命者不可不深明此理也。

此一章承前章阴阳寒热标本之旨，深一层立论。

上章言其所恶，此章言其所欲，皆探其病情。程郊倩云：阴阳顺逆之理，在天地征之于气者，在人身即协之于情，情则无假。合之前三章，彼为从外以审内法，此则从内以审外法。

救治之法，须辨脉证以立方。先以太阳言：太阳中风，风为阳邪而中于肌腠，其脉阳寸浮而阴尺弱。阳浮者，风势迅发，不待闭郁而热自发；阴弱者，津液漏泄，不

---

〔1〕一候：古历法以五日为一候。见《素问·六节脏象大论》："五日谓之候，三候谓之气，六气谓之时，四时谓之岁。"

待覆盖而汗自出。而且啬啬欲闭之状而恶寒，淅淅欲开之状而恶风，翕翕难开难合之状而发热，阳邪上壅而鼻鸣，阳邪上逆而干呕者，中风脉证的确无疑。桂枝汤主之。

此一节言风中太阳之肌腠，立方以救治也。

桂枝汤方

桂枝三两，去皮　芍药三两　甘草二两，炙　生姜三两，切　大枣十二枚，擘

上五味哎咀，以水七升，微火煮取三升，去滓。适寒温，服一升。服已须臾，啜热稀粥一升余，以助药力。温覆令一时许，遍身絷絷，微似有汗者益佳。不可令如水流漓，病必不除。若一服汗出病差，停后服，不必尽剂。若不汗，更服依前法。又不汗，后服小促其间，半日许，令三服尽。若病重者，一日一夜服，周时观之。

服一剂尽，病证犹在者，更作服。若不汗出者，乃服至二三剂。禁生冷、粘滑、肉面、五辛、酒酪、臭恶等物。

桂枝汤调阴阳、和营卫，为太阳中风之主方，而其功用不止此也。凡中风、伤寒、杂病，审系太阳之为病，医者必于头痛发热等公同证中认出。汗出一证为大主脑[1]。汗出则毛窍空虚，亦因而恶风者，桂枝汤主之。不必问其为中风、伤寒、杂病也。第审其汗出斯用之，无有不当矣。

此一节承上节而推广桂枝汤之用。

虽然病在太阳之肌腠；桂枝汤诚为切当。若太阳经输之病，专用桂枝汤原方，恐未能丝丝入扣。《内经》云：邪入于输，腰脊乃强。盖太阳之经输在背。太阳病，项背不舒而强如短羽之鸟，欲飞而不能飞，其状几几，是邪入太阳之经输也。夫邪之中人，始于皮毛，次及肌络，次及经输。今者邪入经输，则经输实而皮毛虚，故反汗出而恶风。视桂枝证同而不同者，非得葛根入土最深，其藤延蔓似络，领桂枝直入肌络之内，而还出于肌肤之外者，不能捷效。必以桂枝加葛根汤主之。

---

〔1〕大主脑：意指最重要。

此一节言太阳经输之征，亦承上节推广桂枝汤之用而不泥其方。

桂枝加葛根汤方

桂枝三两，去皮　芍药三两　甘草二两，炙　生姜三两，切　大枣十二枚，擘
葛根四两

上六味，以水七升，纳诸药，煮取三升，去滓，温服一升，不须啜粥。
余如桂枝将息及禁忌法。

桂枝汤为肌腠之主方。邪在肌腠，既可于汗出等正面看出，亦可于误治后反面勘出[1]。
太阳病，误下之后，则太阳之气当从肌腠而下陷矣。若不下陷而其气竟上冲者，是不
因下而内陷，仍在于肌腠之间，可与桂枝汤，方用前啜稀粥温覆微取汗法，从肌腠外
出而愈矣。若不上冲者，邪已内陷，不在肌腠之中，桂枝不可与之。

此一节，承上节以起下文五节之意。

张令韶曰：《经》云太阳根于至阴。是太阳之气由至阴而上于胸膈，
由胸膈而出于肌腠，由肌腠而达于皮毛，外行于三阳，内行于三阴。气从此
而出入，邪亦从此而出入。师所谓其气者，指此而言也。读者知正气之出入
如此，则邪气之出入亦如此，则于此道知过半矣。所以伤寒言邪即言正，而
言正即可以识邪。

【按】　读熟此注，方知论中经气传行及一日、二日、三日、五六日等，
皆是眼目。

然而不可与者，又不止此。太阳病三日，已三阳为尽，发汗，则肌表之寒自解。若吐，
则中膈之邪当解；若下，则肠胃之邪当解；若温针，则经脉之邪当解。当解而仍不解者，
此为医者误治坏病。坏病不关肌腠，故桂枝汤不中与也。观其脉证，知犯何逆，
或随其发汗之逆，或随其吐、下、温针之逆，分各证而救治之可也。

此一节承上节言，病不关于肌腠者，桂枝汤用之而不当。

---

〔1〕勘：细查，审查。

且更有必不可与者，不得不重为叮咛。**桂枝汤本为解肌，与麻黄汤为肤表之剂迥别。**盖邪之伤人，先伤肤表，次及肌腠。惟风性迅速，从肤表而直入肌腠，则肌腠实而肤表虚，所以脉浮缓、汗自出，不曰伤而曰中也。**若其人脉浮紧，发热汗不出者，**明明邪在肤表，不在肌腠，**不可与也。甚矣哉！桂枝汤为不汗出之大禁。当须识此，勿令误也。**

此一节承上节，分别桂枝本为解肌，大殊发表之剂，重为叮咛。

桂枝本为解肌，以汗自出为据，然亦有不可固执者。**若酒客病，**湿热蕴于内，其无病时，热气薰蒸，固多汗出，及其病也，脉缓汗出可知矣。然其病却不在肌腠之内，故**不可与桂枝汤。**若误与之，**得此汤**以助湿热，且甘能壅满，**则呕，**盖以酒客喜苦而不喜甘故也。推之不必酒客，凡素患湿热之病者，皆可作酒客观也。

此一节承上节"桂枝本为解肌"句，言湿热之自汗不为肌腠之病，又当分别。

桂枝本为解肌，若喘则为邪拒于表[1]，表气不通而作，宜麻黄而不宜桂枝矣。然亦有桂枝证悉具，惟喘之一证不同，当知是平日素有喘之人，名曰**喘家，**喘虽愈而得病又作。审系桂枝证，亦不可专用桂枝汤，宜**加厚朴**从脾而输其气。**杏子**从肺以利其气。**佳。**

此一节承上节"桂枝本为解肌"句，言喘不尽由于肌腠之病，不可专用桂枝汤。

得汤则呕，请申其义。凡**不当服桂枝汤**而服之，不但呕，**而**且**吐者，**以**其人**内有湿热，又以桂枝汤之辛热以助其热，而热相冲，反能涌越[2]。热势所逼，致伤阳络[3]，**其后必吐脓血也。**

此一节申明前二节得汤则呕之义。《序例》谓桂枝下咽，阳盛则毙者此也。

太阳病，固当汗之，若不取微似有汗，为发汗太过，遂漏不止。前云如水流漓，

---

〔1〕拒：格拒。亦可作"据"解。

〔2〕涌越：涌吐。

〔3〕阳络：指上行或较浅之络脉。

病必不除，故其人恶风犹然不去，汗涣于表[1]，津竭于里，故小便难。四肢为诸阳之本，不得阳气以养之，故微急且至难以屈伸者，此因大汗以亡阳，因亡阳以脱液，必以桂枝加附子汤主之。方中取附子以固少阴之阳，固阳即所以止汗，止汗即所以救液，其理微矣[2]！

此章凡九节，承上数章言太阳证之变动不居，桂枝汤之泛应不穷也。张令韶云：自此以下八节，论太阳之气可出可入，可内可外。外行于阳，内行于阴，出而皮肤，入而肌腠、经络，无非太阳之所操纵也。"

桂枝加附子汤方　即桂枝汤原方加附子一枚，炮。

不但误汗而阳亡于外，设若误下亦致阳衰于内。太阳之气由胸而出入。若太阳病误下之后，阳衰不能出入于外内，以致外内之气不相交接，其脉数中一止，其名为促，气滞于胸而满者，桂枝去芍药汤主之。盖桂枝汤为太阳神方，调和其气，使出入于外内，又恐芍药之苦寒，以缓其出入之势。若脉不见促而见微，身复恶寒者，为阳虚已极，桂枝去芍药方中加附子汤主之。恐姜桂之力微，必助之附子而后可。

上节言误汗而阳亡于外，此节误下而阳衰于内。其方只一二味出入，主治判然。

【按】　阳亡于外，宜引其阳以内入，芍药在所必用；阳衰于内，宜振其阳以自立，芍药则大非所宜也。

桂枝去芍药加附子汤方　即桂枝汤去芍药加附子一枚，炮。

太阳头痛项强，发热恶寒之病，得之八日已过，至九日，正当少阳主气之期，藉其气以为枢转，故如疟状，亦见寒热往来。究竟发热恶寒，现出太阳本证，与真疟不同。所幸者，寒热并见之中，热较多而寒却少。太阳以阳为主，热多是主胜客负[3]，露出吉兆。

---

〔1〕涣：散也。
〔2〕微：妙也，谓精细不可思议。
〔3〕主胜客负：太阳以阳为主，以寒为客。症见热多寒少，故为主胜客负。

其人不呕，邪不转属少阳；清便欲自可，邪不转属阳明。其寒热一日二、三度发，不似疟之有定候。太阳得少阳之枢转，邪气有不能自容之象。脉微者为邪衰，缓者为正复，皆为欲愈之证脉也。设脉但见其微，而不见其缓，是邪衰而正亦衰也。不见其发热，而但见其恶寒者，是客胜主负也。盖太阳底面即是少阴，今脉微，即露少阴脉沉细之机，恶寒即伏少阴厥逆及背寒之兆。此不独太阳虚，而少阴与太阳俱虚，不可更发汗、更下、更吐也。虽然证脉如此，宜其面色无热色矣；而面色反有热色者，以诸阳之会在于面。犹幸阳气未败，尚能鼓郁热之气而见于面；独恨阳气已虚，未能遂其所欲，自作小汗而解也。兹以其不能得小汗出，辨其面色有热色，而知郁热之气欲达于肌表；又察其肌表之气未和，而知周身必痒，邪欲出而不能出。宜桂枝麻黄各半汤以助之。

此一节，言病在太阳值少阳主气之期而藉其枢转也。

桂枝麻黄各半汤方

桂枝一两十六铢，去皮　芍药　生姜切　甘草炙　麻黄去节。各一两　大枣四枚，擘　杏仁二十四个，汤浸，去皮尖及双仁者

上七味，以水五升，先煮麻黄一二沸，去上沫；纳诸药，煮取一升八合，去滓，温服六合。

太阳病，审其为桂枝证，用桂枝汤，照法煮取三升，分三服。若初服桂枝汤一升，反烦不解者，缘此汤只能治肌腠之病，不能治经脉之病，治其半而遗其半故也。宜先刺风池、风府，以泻经中之热，却与留而未服之桂枝汤二升，照法服之，则愈。

此一节，言太阳之病涉于肌腠而复干于经脉也。风池二穴（在头上三行；颞颥后发际陷中），足少阳之经穴，针入三分，留三呼。风府一穴（上发际一寸大筋内宛宛中），督脉之经穴，针入四分，留三呼。二者皆太阳经所过之处，故刺之以泻太阳之邪。邪之在表与在肌，其治不可以或混。而病之在表与在肌，其气未始不相通。如审系太阳肌腠之病，服桂枝汤，取微似有汗者佳；若逼取大汗流漓而出，病反不除。其脉势必变浮缓而为洪大者，察其桂枝证未罢，当仍与桂枝汤，如前啜粥令微似汗之法。是法也可以发汗，汗生于谷也；即可以止汗，精胜而邪却也。凡系

肌腠之病，宜无不愈矣。若犹未能即愈，寒热往来，其形似疟，但疟有定时，而此则作止无常。日再发而与疟分别者，不独肌病，兼见表病，表病汗出必解，宜桂枝二麻黄一汤。此服桂枝后少加麻黄之一法。

此一节，言太阳之气在肌而复通于表也。

桂枝二麻黄一汤方

桂枝一两十七铢，去皮　芍药一两六铢　麻黄十六铢，去节　生姜一两六铢，切　杏仁十六个，去皮尖　甘草一两二铢，炙　大枣五枚，擘

上七味，以水五升，先煮麻黄一二沸，去上沫；纳诸药，煮取二升，去滓，温服一升，日再服。

太阳之气由肌腠而通于阳明[1]，服桂枝汤，当取微似有汗者佳。今遍取太过，则大汗出后，阳明之津液俱亡。胃络上通于心，故大烦；阳明之上，燥气主之，故大渴不解，阳气亢盛，诊其脉洪大无伦者，白虎加人参汤主之。

此一节，言太阳之气由肌腠而通于阳明也。

白虎为西方金神[2]，秋金得令，而炎气自除。加人参者，以大汗之后，必救其液以滋其燥也。

白虎加人参汤方

知母六两　石膏一斤，碎，绵裹　甘草二两，炙　粳米六合　人参二两

上五味，以水一斗，煮米熟汤成，去滓，温服一升，日三服。

太阳之气，外行于阳，内行于阴。太阳与少阴为表里，其内行无论矣。而且有陷入于脾，不能外达者，将何以辨之？辨之于证与脉之相反。太阳为病，其证皆发热恶寒，太阳以

---

〔1〕太阳之气由肌腠而通于阳明：太阳之气，出入于外内，出而皮肤，入而肌腠。阳明胃亦主肌肉，故云太阳之气由肌腠而通于阳明。

〔2〕白虎为西方金神：《淮南子》："西方金也，其神为太白，其兽白虎。"白虎为古代天文学二十八宿体系的四象之一，位于西方。而西方应四季为秋，应五行为金。这里的白虎指白虎汤。本方能清热生津，故借喻为西方金神。

阳为主，若热多寒少，为主胜客负，是将愈之吉兆。脉宜缓而不弱，今脉微弱者，脉与证相反，是证为太阳，其气内陷于至阴之中，全隐其太阳真面目，不得不为之区别曰：此证为阳，而脉则无阳也。阳主表，无阳则不可发其表汗，从脉不从证，断断然者，宜桂枝二越婢一汤方，从至阴中以发越之。

此一节，言太阳之气陷于脾，而脾气不能外达者，不发其表汗，宜越其脾气也。

桂枝二越婢一汤方

桂枝去皮　芍药　甘草各十八铢　生姜一两二铢　大枣四枚，擘　麻黄十八铢，去节　石膏二十四铢，碎，绵裹

上七味，㕮咀，以五升水，煮麻黄一二沸，去上沫；纳诸药，煮取二升，去滓，温服一升。本方当裁为越婢汤、桂枝汤，合饮一升，今合为一方桂枝二越婢一。

【按】　读方下所注，知仲景所用皆古方，真述而不作之圣也。

不独陷于脾而不能外达，而且有陷于脾而不能转输者。太阳病，服桂枝汤，服后未愈。医者不审其所以未愈之故，或疑桂枝汤之不当，而又下之，仍然表证不解，而为头项强痛，翕翕发热，无汗，且又兼见里证，而为心下满微痛，小便不利者，然无汗则表邪无外出之路，小便不利则里邪无下出之路。总由邪陷于脾，失其转输之用，以致膀胱不得气化而外出，三焦不行决渎而下出。《内经》云：三焦、膀胱者，腠理毫毛其应，是言通体之太阳也。此时须知利水法中，大有转旋之妙用，而发汗亦在其中，以桂枝去桂加茯苓白术汤主之。所以去桂者，不犯无汗之禁也；所以加茯苓、白术者，助脾之转输。令小便一利，则诸病霍然矣。

此一节，言陷脾不转输之治法也。

桂枝去桂加茯苓白术汤方

芍药三两　甘草二两，炙　生姜　茯苓　白术各三两　大枣十二枚

上六味，㕮咀，以水八升，煮取三升，去滓，温服一升。小便利则愈。

伤寒脉浮，自汗出，小便数，心烦，微恶寒，脚挛急，此与桂枝证相似，但脚挛急不似。考少阴之脉，斜走足心，上股内后廉。凡辨证，当于所同处得其所独。今据此挛急之一证，便知太阳之标热合少阴之本热，为阴阳热化之病，热盛灼筋，故脚挛急。并可悟脉浮、自汗、小便数皆系热证，即有微恶寒一证，亦可知表之恶寒渐微，则里之郁热渐盛。其与桂枝证，貌虽相似而实悬殊。医者反与桂枝汤以攻其表，此误也。病人阳盛于内，得此辛热之药，《周易》谓亢龙有悔[1]，阳亦外脱而亡，便见厥证，水涸而咽中干，水火离而烦躁，火逆而吐逆者，此时投以苦寒之剂不受，惟以干姜炮黑，变辛为苦，同气以招之，倍用甘草以缓之，二味合用，作甘草干姜汤与之，以从治之法复其阳。若厥愈足温者，更作芍药甘草汤与之，滋阴以退热，热退其脚即伸；若胃气不和，谵语者，是前此辛热之毒留于阳明而不去，少与调胃承气汤荡涤其遗热，取硝、黄以待乎姜、桂也。他若太阳之本寒合少阴之标寒为病，阴阳俱虚，重发其汗，则汗不止而亡阳，复加烧针者，更逼其汗而亡阳，必用四逆汤主之。均系亡阳，而彼此悬隔。

此一节，言太阳标热合少阴本热之为病，误治而变证不一也。

甘草干姜汤方

甘草四两，炙　干姜二两，炮

上咬咀，以水三升，煮取一升五合，去滓，分温再服。

芍药甘草汤方

白芍药四两　甘草四两，炙

上二味，咬咀，以水三升，煮取一升半，去滓，分温再服。

调胃承气汤方

大黄四两，去皮，清酒浸　甘草二两，炙　芒硝半升

上三味，咬咀，以水三升，煮取一升，去滓，纳芒硝，更上火微煮令沸，

---

〔1〕亢龙有悔：原意为居至高之位，宜以亢满为戒，否则有败亡之祸。龙为君位；亢，至高也。这里借喻阳过亢易致亡阳。

少少温服之。

四逆汤方

甘草二两，炙　干姜一两半　附子一枚，生用去皮，破八片。

上三味，㕮咀，以水三升，煮取一升二合，去滓，分温再服，强人可大附子一枚、干姜三两。

问曰：证象阳旦，按桂枝汤加附子增桂，名阳旦汤之法治之而增剧，厥逆，咽中干，两胫拘急而谵语。师曰曰字衍文：言夜半阴阳交接，手足当温，两脚当伸。后如师言。何以知此？答曰：两手六部皆名寸口，其脉下指即见为浮，而脉形宽阔为大。浮则为风，风为阳邪也；大则为虚，阴虚于内，不能为阳之守也。风则以阳加阳，故生微热；虚则阴液不足，故两胫挛。病证象桂枝，因取桂枝汤原方加附子一枚参其间，增桂枝三两，名阳旦汤。与服以令汗出，以附子温经，亡阳故也。盖附子为温经之药，阴寒用事，得之则温经以回阳，如桂枝加附子汤之治遂漏是也。阳热内盛，得之则温经以亡阳，如此汤之令汗出是也。审其厥逆，咽中干，烦躁[1]，阳明内结，谵语烦乱，知其因服辛热之药所致，遂更易其治法，饮甘草干姜汤引外越之阳以返内。夜半天之阳生，而人之阳气亦还，两足当温[2]，阴阳顺接而厥回。但阴津尚未全复，故胫尚微拘急，重与芍药甘草汤，苦甘生其阴液，尔乃胫伸。其谵语未止者，误服阳旦汤之热，视桂枝汤为倍烈，以致阳明内结烦乱，是胃中有燥屎。徒用调胃承气汤少与之，恐不足以济事，必以大承气汤令大便微溏，燥屎亦下，则止其谵语，故病可愈。

此一节设为问答，承上节而明误药之变证，更进一层立论。

肌腠实则肤表虚而自汗，入于经输，既有桂枝加葛根之法，而肤表实而无汗入于经输者，治法何如？太阳病，项背强几几，前已详其说矣，其无汗为邪拒于表，表气实也。其恶风者，现出太阳之本象也，葛根汤主之。

---

〔1〕烦躁：据赵刻本、成本补。
〔2〕当温：成本、赵刻本均作"当热"。

此一节，言邪从肤表而涉于经输，与邪在肌腠而涉于经输者之不同，另立葛根汤取微似汗法。

张令韶云：自此以下四节，俱论太阳之气循经而入，不在肌腠之中也。

葛根汤方

葛根四两　麻黄三两，去节　桂枝二两，去皮　芍药二两，切　甘草二两，炙　生姜三两，切　大枣十二枚，擘

上七味，㕮咀，以水一斗，先煮麻黄、葛根，减二升，去沫；纳诸药，煮取三升，去渣。温服一升，复取微似汗，不须啜粥。余如桂枝汤法将息及禁忌。

太阳之恶寒发热、头项强痛等证，与阳明之热渴、目疼、鼻干等证，同时均发，无有先后，名曰合病。合病者，两经之热邪并盛，不待内陷，而胃中之津液为其所逼而不守，必自下利。然虽下利而邪犹在表，未可责之于里。既非误下邪陷之里虚，断不可以协热下利之法治之[1]，仍当以两经之表证为急，故以葛根汤主之。

此一节，言太阳合于阳明而为下利证也。

太阳与阳明合病，其机关全在乎下利，而兹不下利，而但作呕者，当求其说。盖太阳主开[2]，阳明主合[3]，今阳明为太阳所逼，本合而反开。开于下则下利，开于上则为呕，即以葛根加半夏汤主之。盖以半夏除结气，以遂其开之之势而利导之也。

此一节承上节而言太阳合于阳明，不下利而但呕也。

二节言太阳与阳明合病，重在太阳之开一边，与下章合病用麻黄法不同。小注宜细玩而熟记之。

---

〔1〕协热下利：简称"协热利"，是指里寒挟表热所引起的泄泻。

〔2〕太阳主开：太阳位于身体之表层，感受外邪后最先发病，故有"太阳主开"之称。

〔3〕阳明主合：阳明位于太阳和少阳之里面，故有"阳明为合"之称。

葛根加半夏汤方 即葛根汤原方加半夏半升洗。

太阳病，头项强痛，自汗，恶风，为桂枝证，病在肌也。医反下之，致太阳之邪由肌而内陷，利遂不止。然邪虽内陷而气仍欲外出，其脉急数中时见一止而无定数，其名为促。脉促者，表邪未能逐出而解也。邪欲出而未能逐出则喘，喘则皮毛开发而汗出者，此桂枝证误治之变。既变则宜从变以救之，不可再用桂枝汤，而以葛根黄芩黄连汤主之。

此一节，言太阳证虽已陷邪，亦可以乘机而施升发，使内者外之、陷者举之之妙也。

张令韶云：下后发喘汗出，乃天气不降、地气不升之危证，宜用人参四逆辈。仲师用此方，专在"表未解"句。虽然，仲师之书岂可以形迹求之耶？总以见太阳之气出入于外内，由外而入者亦可由内而出，此立证立方之意也。

葛根黄芩黄连汤方

葛根半斤　甘草二两，炙　黄芩三两　黄连三两

上四味，以水八升，先煮葛根减二升，纳诸药，煮取二升，去滓，分温再服。

太阳在肌之病，言之详矣。兹请专言其在表：太阳病，头痛发热，固不待言，而身疼，病在太阳之气也。《经》云：太阳主周身之气是也。其腰痛者，病在太阳之经也，《经》云：太阳之经，挟脊抵腰是也。经气俱病，即骨节亦牵连而疼痛。病从风得故恶风，邪伤肤表则肤表实而无汗，邪不得汗而出，则内壅于肺而喘者，不可用解肌之桂枝汤，必以发表之麻黄汤主之。

此一节，言太阳病在肤表之治法也。

张令韶云：自此以下三节，俱论太阳之气在表为麻黄汤证也。

柯韵伯曰：麻黄八证，头痛、发热、恶风，同桂枝证；无汗、身疼，同大青龙证。本证重在发热身疼、无汗而喘。又曰：本条不冠伤寒，又不言恶寒，而言恶风，先辈言麻黄汤主治伤寒，不治中风，似非确论。盖麻黄汤、大青龙汤，治中风之重剂；桂枝汤、葛根汤，治中风之轻剂，伤寒可通用之，

非主治伤寒之剂也。

麻黄汤方

麻黄三两　桂枝三两，去皮　甘草一两，炙　杏仁七十个，去皮尖

上四味，以水九升，先煮麻黄，减二升，去上沫，纳诸药，煮取二升半，去滓，温服八合。复取微似汗，不须啜粥。余如桂枝法将息。

前以葛根治太阳与阳明合病，重在太阳之开一边。然二阳合病，其阳明主合之势过于太阳，则为内而不外之证，不可不知。何则？太阳之气从胸而出[1]，而阳明亦主膺胸，若与阳明合病，二阳之气不能外达于皮毛。不能外达，势必内壅作喘而又见有胸满之的证者[2]，切不可下，以致内陷者终不能外出，宜麻黄汤之发汗以主之。

此一节，言太阳与阳明合病之用麻黄法也，重在阳明主合一边，与上章用葛根法分别。

太阳病，头项强痛等证，五日少阴至十日已去，为十一日，正值少阴主气之期。其脉浮为太阳，细为少阴，而嗜卧者，太阳、少阴之气两相和合[3]，故知其外已解也。设令胸满胁痛者，太阳之气欲从胸胁而出，不得少阴之枢转也。盖少阴为阴枢，少阳为阳枢，惟小柴胡汤能转其枢。兹与以小柴胡汤，药证若对即立效。若脉但浮而不细者，是太阳之气自不能外出，非关枢也，与麻黄汤以达表。

此言太、少阴阳之气表里相通，而太阳又得少阴之枢以为出入也。

张令韶云：此以上三节皆用麻黄汤，而所主各有不同也。首节言太阳之气在表，宜麻黄汤以散在表之邪；次节言太阳之气合阳明而在胸，宜麻黄汤以通在胸之气；此节言太阳之气自不能外出，不涉少阴之枢，亦宜麻黄汤导之外出也。

---

〔1〕太阳之气从胸而出：手太阳经之直行线，循肩向胸下行，其支脉又从胸而出。
〔2〕的证：可作明确诊断依据的证候。的，确实。
〔3〕和合：相通。

张隐庵印宗云：此节言阳病遇阴、阴病遇阳，阴阳和而自愈，非表病变阴、阳病而得阴脉之谓。读论者，当知阴阳之道变通无穷，幸勿胶柱，庶为得之。

麻黄证、桂枝证外，又有大、小青龙之证，不可不知。请先言大青龙之证；**太阳中风，脉浮**，浮为邪在于肌而表虚，表虚本有欲汗之势。此则浮中兼**紧**，紧为邪在于表而表实，表实而仍不得汗，是肌与表兼病也。**发热**为太阳标病，**恶寒**为太阳本病，是标与本俱病也。太阳之气，主周身之毫毛。太阳之经，连风府，上头项，挟脊，抵腰，至足。今**一身皆疼痛**，是经与气并病也。而且**不得汗出**，则邪热无从外出，而内扰不安**为烦躁者**，是烦躁由不汗出所致，与少阴烦躁不同，以大青龙汤之发表清里主之。**若脉微弱**，微为水象，微而兼弱，病在坎中之阳[1]，少阴证也。少阴证原但厥无汗，今**汗出而恶风者**，虽有烦躁症，乃少阴亡阳之象，全非汗不出而郁热内扰者比，断断其**不可服**。若误服之则阳亡于外而**厥逆**，阳亡于内而**筋惕肉瞤，此为逆也**。按：此句下，以真武汤救之，方、喻各本皆然。意者仲师当日，不能必用法者尽如其法，故更立真武一方救之，特为大青龙对峙[2]。一则救不汗出之烦躁，兴云致雨，为阳亢者设；一则救汗不收之烦躁，燠土制水[3]，为阴盛者设。烦躁一证，阴阳互关，不可不辨及毫厘。

此一节，言大青龙汤为中风不汗出而烦躁者之主方也。

张令韶云：合下四节论大、小青龙功用之不同。

大青龙汤方

麻黄六两，去节　桂枝二两，去皮　甘草二两，炙　杏仁五十个，去皮尖　生姜三两，切　大枣十二枚，擘　石膏如鸡子大，碎

---

[1]坎中之阳：水中之火，这里指足少阴肾。坎，八卦名之一，属水。肾为水脏，内存真火，故称"坎中之阳"。

[2]"特为"：底本作"时为"，据宏文阁本改。　对峙：底本其后有"见"字，疑系衍文，经删。

[3]燠（yù 育）：暖。

上七味，以水九升，先煮麻黄，减二升，去上沫，纳诸药，煮取三升，去滓，温服一升，取微似汗。汗出多者，温粉扑之。一服汗者，停后服。汗多亡阳遂虚，恶风、烦躁、不得眠也。

大青龙汤为少阴证之大禁。苟无少阴证者，不特中风之重者用之，即伤寒之轻者亦可用。**伤寒脉不浮紧而浮缓，身不觉其疼，而但觉其重，而且重不常重，亦乍有轻之时，**似可以无用大青龙之大剂矣。然不汗出而烦躁，为大青龙之的证，苟非太发其汗，则内热无可宣泄，其烦躁亦何自而安乎？医者必审其不汗出非少阴之但厥无汗，烦躁非少阴水火之气相离。审证既确，亦可以自信而直断之曰此无少阴证者，以大青龙汤发之。

此一节，言伤寒之轻证亦有用大青龙法。点出"无少阴证者"五字，以补出上节之大主脑也。"者"字承上节"不汗出而烦躁"言。上节云"主之"，以外内之热交盛，此方主其中而分解之。此节云"发之"者，外邪虽闭，而内之烦躁未甚，但发其外，而内自解也。

柯韵伯曰：中风轻者微烦，重者烦躁。伤寒轻者烦躁，重者必呕逆矣。又曰：脉浮紧者身必疼，脉浮缓者身不疼。中风、伤寒皆然。又可谓之定脉定证矣。

又有**伤寒表之寒邪不解，而动里之水气，遂觉心下有水气**。盖太阳主寒水之气，运行于皮肤，出入于心胸，今不能运行出入，以致寒水之气泛溢而无所底止。水停于胃则干呕，水气与寒邪留恋而不解，故**发热**。肺主皮毛，水气合之则发热而咳。是发热而咳，为心下有水气之阴证。然水性之变动不居，不得不于未然之时，先作或然之想。或水蓄正津不行，则为**渴**；或水渍入肠间[1]，则为**利**；或逆之于上，则为**噎**；或留而不行，则为**小便不利、少腹满**；或如麻黄证之喘，而兼证处显出水证，则为**水气之喘者**。以上诸证，不必悉具，但见一二证是也。以小青龙汤主之。

---

〔1〕渍：底本作"溃"，据宏文阁本改。

此节言伤寒太阳之表，而动其里之水气也。本方散心下之水气，藉麻黄之大力，领诸药之气布于上，运于下，达于四旁。内行于州都，外行于元府，诚有左宜右有之妙。

小青龙汤方

麻黄三两，去节　芍药三两　五味子半升　干姜三两　甘草三两，炙　细辛三两　桂枝三两　半夏半升，汤洗

上八味，以水一斗，先煮麻黄减二升，去上沫；纳诸药，煮取三升，去滓，温服一升。

且夫寒水之气，太阳所专司，运行于肤表，出入于胸膈，有气而无形。苟人伤于寒，则不能运行出入，停于心下，病无形之寒水，化而为有形之水气，水寒伤肺，而气上逆，则为咳而微喘，病在太阳之标，则现出标阳而发热。然水寒已甚，标阳不能胜之，虽发热而仍不渴，审证既确，而以小青龙汤与服。服汤已而渴者，此寒去欲解，而水犹未解也，仍以小青龙汤主之。再散其水气而愈。

此一节承上节以重申水气之义。

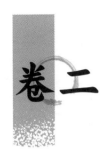卷二

辨太阳病脉证篇计八十一节

　　在表在外，病各不同，麻黄桂枝汤亦各判，请汇集而参观之。太阳之病，皮肤为表，肌腠为外。外证未解，肌中之气为邪所伤，其脉因见浮弱者，当以甘温之药，资助肌腠之气血从汗而解，宜桂枝汤。

　　此一节，言桂枝汤为解外之剂也。

　　张令韶曰：自此以下十五节，言病有在表、在外之不同，汤有麻黄、桂枝之各异也。

　　柯韵伯曰：桂枝温能散寒，甘能益气生血，辛能发散外邪。故麻黄、青龙，凡发汗剂咸用之，惟桂枝汤不可用麻黄，而麻黄汤不可无桂枝也。何也？桂枝为汗药中冲和之品，若邪在皮毛，则皮毛实而无汗，故主麻黄以直达之，令无汗者有汗而解。若邪在肌肉，则肌肉实而皮毛反虚而自汗，故不主麻黄之径走于表，止佐以姜、枣、甘、芍调和气血，从肌肉而出皮毛，令有汗者复汗而解。二方之不同如此。今人不知二方之旨，以桂枝汤治中风，以麻黄汤治伤寒，失之远矣。

　　在表之邪未解，尚见太阳头项强痛等病，医者误下之，犹幸里气未夺^[1]，反上逆

----

　〔1〕夺：丧失。

与表邪交错于胸中，而为微喘者，表未解故也。盖肌也表也，气原相通，邪从表而入肌，亦从肌而出表，故仍用桂枝加厚朴杏仁汤主之。盖杏仁降气，厚朴宽胸，方中加此二味，令表邪交错者，从肌腠出于皮毛而解矣。按时人往往于肌表二字认不清，所以终身愦愦[1]。

此一节，言表邪未解者不可下，若误下之，仍宜用桂枝加味，令其从肌以出表。

桂枝加厚朴杏仁汤 即桂枝汤加杏仁五十枚、厚朴二两，炙，去皮。

上七味，以水七升，微火煮，取三升，去滓，温服一升，复取微似汗。

在外之邪未解，尚见太阳头项强痛等病，须知其为外证未解，不可下也，下之为治之逆。欲解外者，宜桂枝汤主之。

此一节，言误下后还用桂枝汤救外证之逆。

【次男元犀按】 桂枝汤本为解肌，误下后邪未陷者，仍用此方。若已陷者，当审何逆，从其变而治之。然则外证未解，救误如此，而内证未除者，救之当何如[2]？师故举一隅以示人焉。

未汗而遽下之[3]，既以桂枝汤为救误之法；先汗而复下之，亦藉桂枝汤为补救之资。太阳病，先以麻黄汤发汗，既汗而犹不解，正宜以桂枝汤继之。而竟不用桂枝汤而复下之，此粗工泥守先汗后下之法，不知脉理故也。脉浮者不愈。浮为在外，而反下之，故令不愈。今脉浮，故知在外，当须解外则愈，宜桂枝汤主之。

此一节，言先汗后下，察其脉浮病不解者，仍宜用桂枝汤以解外也。言外见麻黄汤后继以桂枝汤为正法也。

请再以表病用麻黄汤之法而言：太阳病，脉浮紧，是麻黄证的脉；无汗，发热，身疼痛，是麻黄证的证。医者不知用麻黄汤，至八日当阳明主气之期，九日当少阳主气

---

〔1〕愦愦（kuì 愧）：糊涂，昏乱。
〔2〕救：底本作"误"，此据宏文阁本改。
〔3〕遽（jù 剧）：仓猝。

之期不解，表证仍在，此虽为日已久，还当发其汗，麻黄汤主之。若服前药已，只见表邪得汗出而微除，而三阳之阳热内盛，阳盛则阴虚，故其人阳盛而发烦，阴虚而目瞑，剧者必逼血上行而为衄，衄出而经络之热随衄乃解。所以然者，以太阳主巨阳之气[1]，阳明主悍热之气[2]，少阳主相火之气[3]，三阳合并而为热，阳气重故也，麻黄汤主之。

此一节，言病在太阳得阳明、少阳之气化，合并为热之治法也。但言发热不言恶寒者，主太阳之标阳而言也。

三阳气盛，汗之而不解者，既可使其从衄而解矣。而太阳本经之热，亦有自衄而解之证。太阳病，脉浮紧，发热，身无汗，不因发汗而其热自能从衄而解者，其病比上条三阳合并稍轻而易愈。盖血之与汗，异名同类。不得汗，必得血；不从汗解，而从衄解。此与热结膀胱血自下者，同一局也。

此一节，言不因三阳之气盛，不用麻黄之发汗，而太阳标阳之热，若得衄则无不解矣。

【男蔚按】发热无汗，则热郁于内，热极络伤。阴络伤，血并冲任而出，则为吐血；阳络伤，血并督脉而出，则为衄血。此督脉与太阳同起目内眦，循膂络肾，太阳之标热借督脉作衄为出路而解也。

二阳并病，缘太阳初得病时，当发其汗，汗先出不通彻，因转属阳明，故谓之并病。夫既属阳明，则水谷之汗相续不绝，肌表中时自见其微汗出，若果不恶寒，则太阳之证已罢，可以议下矣。若太阳恶寒之病证不罢者，不可下，下之为治之逆。必须发汗，为治之顺。如此当知有小发汗、更发汗二法。可小发汗为偏于阳明在经之证。设面色缘缘正赤者，即面色有热色之象，为阳明之气怫郁在表，当以小发汗之剂

〔1〕太阳主巨阳之气：太阳之经气，上行外达，主通体之毫毛，为卫外之藩篱，阳气旺盛，故称。
〔2〕阳明主悍热之气：阳明之上，燥气治之。因阳明是"两阳合明"，故主悍热。
〔3〕少阳主相火之气：少阳之上，火气治之。足少阳之脉，属胆络肝，内寄相火，故称。

解之；解之而不尽者，仍以药气熏之，中病则已。若太阳经气俱病之重证发汗不彻，不足言，仅为阳气怫郁不得越。缘前此当发太阳之汗而不汗，热邪无从外出，其人内扰不安而烦躁，此烦躁由于不汗所致，与大青龙证之烦躁同例。邪无定位，不知痛处，腹中、四肢皆阳明之所主，太阳之病邪并之，或乍在腹中，或乍在四肢，按之不可得其定位，呼出为阳，吸入为阴，阴阳之气不相交，故其人短气，然其人所以短气者，但坐，以汗出不彻以致阴阳之气不交，出入不利故也，更发其汗则愈。何以知汗出不彻？以脉滞涩不流利，故知其汗液不通也。

此一节，言太阳之病并于阳明也。

庞安常拟补麻黄汤，喻嘉言拟桂枝加葛根汤。二方俱隔靴搔痒。

【按语】 本条言由于汗出不彻，其人短气，脉涩。陈注认为乃由于阴阳之气不相交故也。何以阴阳气不相交？据其脉证，乃由邪气壅滞，营卫不能流通所致，治当小发汗以透邪外出，调和营卫，流通血脉，宜桂枝麻黄各半汤治之。

病出汗不彻，且有小发、更发之法，况其为应汗不汗乎？然亦有法虽当汗，而独取尺脉为凭，为法外之法。脉浮数者，必发热，法当汗出而愈，若误下之，虽幸其邪尚未陷，而无如气被伤而身重，血被伤而心悸者，盖卫气营血外循行于经络之间，而肺卫心营内取资乎水谷之气，今下后为阳明水谷之气不充，不可发汗，当听其自汗出乃解。所以然者，尺中脉微，尺为阴而主里，此里阴之虚，慎勿乱药，唯糜粥自养，渐复胃阴。又依《内经》之说，月郭满则气血实[1]、肌肉内坚，预告病人勿幸速效。须俟谷气充，天时旺[2]，则表里之气实，而津液自和，便自汗出而愈。此法外之法也。

此一节，言汗乃血液，血液少者不可汗也。

〔1〕月郭：月轮。比喻人体气血充实，好像月亮满轮一样。

〔2〕天时旺：周身之阳气旺。《内经·生气通天论》："阳气者，若天与日，失其所，则折寿而不彰。"

由此法而推之，脉浮数之外更有脉浮紧之证。脉浮紧者，法当身疼痛，宜以麻黄汤发汗解之。假令尺中迟者，不可发汗，何以知其然？以营者水谷之精气也，和调于五脏，洒陈于六腑，乃能入之于脉。今尺中迟，乃知中焦之营气不足，血液虚少，不能入于脉故也。前云脉浮数，因误治而虚其阴，尚可勿药而俟其自愈。今则浮紧之脉，不易出汗，阴气本虚，不因误治所致，又不能俟其自复而作汗。若云先补后散、补散兼用，更为妄语。吾观虚人于未病时，服人参、地黄等药无数，尚且未见大效，岂邪盛无汗之际，得之即能补虚而不助邪乎？是必无之理也。当于本原处而求其治则得矣。

此一节承上节而续言脉浮紧之证，以见血液少者不可发汗。言外见虽发之而亦不能作汗也。

二者，于尺中之脉，既知其不可，即便知其可矣。凡脉浮而紧，其尺中不迟者，病在表，而营不虚也，可以发汗，宜麻黄汤迳发之，不必他虑也。脉浮而数，其尺中不微者，为里不虚也，可以发汗，宜麻黄汤迳发之，又不必他虑也。

此一节，承上文两节之意而申言之。

【按语】 上二节指出，凡气虚血弱或失血者均不宜发汗。但在临床上，遇血虚患者，确有表证必须发汗时，可配合调补气血之品。

上言营、言里而诊于尺中者，以营为阴也。营阴而卫阳和合而循行于肌表。今请再言卫气：病人常自汗出者，此为营气本和，然营气和者，而竟有常自汗之证奈何？盖因卫外之卫气不谐，以卫气之虚，不能共营气和谐故尔。盖卫为阳，营为阴，阴阳贵乎和合。今营自和而卫不能与之和谐，以致营自行于脉中、卫自行于脉外，两不相合，如夫妇之不调治者。当乘其汗正出时，与桂枝汤啜粥，是阳不足者温之以气，食入于阴，气长于阳[1]。既汗复发其汗，则阳气振作，营卫因之以和，则汗不复出而愈，宜桂枝汤。

此一节，因上文营气不足而复及于卫气也。

---

〔1〕食入于阴，气长于阳：食入于内，营气充足，从而使卫气振奋于外。这里的阴阳分指内外。

病人脏腑无他病，惟有定时发热，因有定时自汗出，每热则汗出，与无热而常自汗出者不同。而推其所以不愈者，即《内经》所谓阴虚者阳必凑之，故少气，时热而汗出，此卫气因阳热之凑而不和也。治者先于其未发热之时发其汗，欲从汗以泄其阳热，并以啜粥，遵《内经》精胜而邪却之旨则愈，宜桂枝汤主之。

上节言卫气不和，乃卫气不与营气相和；此节言卫气不和，乃卫气之自不和也。

张令韶云：此二节言桂枝汤能和营卫而发汗，亦能和营卫而止汗也。柯韵伯云：一属阳虚，一属阴虚，皆令自汗，但以无热、有热别之，以常汗出、时汗出辨之，总以桂枝汤啜热粥汗之。

前言邪从衄解，一在八、九日三阳热盛，服麻黄汤之后而解也；一在太阳本经热盛，亦有不服麻黄汤可以自衄而解也。然二者皆于衄后而解，亦有衄后而不解者，不可不知。伤寒脉浮紧，不发汗，因致衄者，其衄点滴不成流，虽衄而表邪未解，仍以麻黄汤主之。俾元府通[1]，衄乃止。不得以衄家不可发汗为辞，谓汗后有额上陷，脉紧，目直视不能眴[2]，不得眠之变也。然彼为虚脱，此为盛盈[3]，彼此判然。且衄家是素衄之家，为内因致衄；此是有因而致，为外因。

此一节，又补言衄后邪不解之症也。然邪解而脉微，邪不解而脉浮，以此为辨。

以上两言得衄而解，又言得衄而仍不解，大旨以汗之与血异名同类，不从汗解，必从衄解。既衄而不成衄者，又当从汗而解之，言之详矣。然衄证又当以头痛为提纲，以头为诸阳之会。督脉与太阳同起于目内眦，邪热盛则越于督脉而为衄也。然头痛病在上也，而察其病机则在于下：一曰大便，一曰小便。若伤寒，不大便六日，六经之气已周，七日又值太阳主气

---

〔1〕元府：同"玄府"，又称"气门""鬼门"，指体表之汗孔。
〔2〕不能眴：指眼睛凝视不能转动。
〔3〕盛盈：指邪气盛，素体亦壮实。

之期，头痛有热者，热盛于里，而上乘于头，与承气汤，上承热气于下，以泄其里热。其头痛有热而小便清者，知热不在里，仍在表也，当须发汗，以麻黄汤泄其表热。此一表一里之证，俱见头痛。若头痛不已者，势必逼血上行而为衄，此可于未衄之前，以头痛而预定之也。然犹有言之未尽者，病在表者固宜麻黄汤，至于病在肌腠，其邪热从肌腠而入经络，头痛亦必作衄，宜以桂枝汤于未衄之前而解之。

此一节以"头痛者必衄"五字为主，而言在里、在表、在经之不同，欲学者一隅而三反也。

总而言之，桂枝与麻黄功用甚广，而桂枝汤更有泛应曲当之妙[1]。伤寒服麻黄汤以发汗，服后汗出身凉为表邪已解，至半日许复发热而烦，是表邪解而肌邪未解也。又诊其脉不见桂枝之浮弱，仍见麻黄证之浮数者，知非麻黄证未罢，乃肌腠之邪不解，动君火之气而为烦所致。麻黄汤不可治烦，可更易麻黄汤之峻，而用啜粥调和之法以发其汗，宜桂枝汤主之，解肌以止烦。

此一节总结十五节。病有在表、在外之不同，汤有麻黄、桂枝之各异，而申言桂枝之用更宏也。

柯韵伯云：桂枝汤本治烦，服后外热不解而内热更甚，故曰反烦；麻黄证本不烦，服汤汗出，外热初解，而内热又发，故曰复烦。凡曰麻黄汤主之、桂枝汤主之者，定法也。服桂枝汤不解，仍与桂枝汤；汗解后复发烦，更用桂枝汤者，活法也。服麻黄汤复烦，可更用桂枝；服桂枝汤复烦者，不得更用麻黄。且麻黄脉证，但可用桂枝汤更汗，不可先用桂枝汤发汗，此又活法中定法矣。

汗、吐、下三者，攻邪之法也。凡病，若发汗、若吐、若下，用之得当，则邪去而病已。若汗、吐、下用之太过，为亡津液，而且有亡阳之患。虽其汗、吐、下之证仍在，不可复行汗、吐、下之法，姑慢服药，俟其阴阳之气自和者，邪气亦退，必自愈。

---

〔1〕泛应：广泛的适应性。　曲当：能适应事物的各种变化。

此一节，言汗、吐、下三法不可误用。张令韶云：以下十三节皆所以发明首节之义，以见汗、吐、下之不可误施有如此也。

大下之后，复发汗，以致小便不利者，亡津液故也，勿用利小便之药治之。姑俟其津回，得小便利，则阴阳和，而表里之症必皆自愈。

此一节，言汗下逆施重亡津液也。

下之后，复发汗，则气虚于外，不能熏肤充身[1]，故必振寒，血虚于内，不能营行经脉，故脉微细。所以然者，以误施汗下，内外气血俱虚故也。

此一节，言汗下后不特亡津液，并亡其内外之阴阳气血也。

【男元犀按】 此言倒施下、汗之误。病在外当汗解，而反下之，伤阴液于内，故脉微细；复发汗，又虚阳气于外，故身振寒。此为内外俱虚，阴阳将竭，视上节病较重。

下之后，复发汗，亡其阳气。昼日为阳，阳虚欲援同气之救助而不可得，故烦躁不得眠；夜为阴，阴盛则相安于阴分而安静。其于不呕，不渴，知其非传里之热邪；其于无表证，知非表不解之烦躁也。脉沉微，气虚于里也；身无大热者，阳虚于表也。此际不急复其阳，则阳气先绝而不可救，以干姜附子汤主之。

此一节，言汗、下之后亡其阳气也。

干姜附子汤方

干姜一两　附子二枚，生用，去皮，劈破八片

上二味，以水三升，煮取一升，去滓，顿服。

发汗后，邪已净矣，而身犹疼痛，为血虚无以营身。且其脉沉迟者，沉则不浮，不浮则非表邪矣；迟则不数紧，不数紧则非表邪之疼痛矣。以桂枝加芍药生姜各一两人参三两新加汤主之，俾血运则痛愈。

---

〔1〕熏肤充身：熏蒸肌肤，充养周身，是谓气。义出《灵枢·决气》篇。

此一节，言汗后亡其阴血也。

桂枝加芍药生姜人参新加汤

桂枝三两，去皮　芍药四两　甘草二两，炙　人参三两　生姜四两，切　大枣十二枚，擘

上六味，以水一斗二升，微火煮取三升，去滓，分温服。余依桂枝汤法。

且汗、吐、下不如法而误施之，既已增病，亦恐伤及五脏之气。先以热邪乘肺言之：盖太阳之气与肺金相合而主皮毛[1]。若麻黄证标阳盛者，竟用桂枝汤啜粥以促其汗，发汗后，切不可更行桂枝汤，何也？桂枝之热虽能令其汗出，而不能除麻黄本证之喘，究竟汗为热汗，而麻黄本证之汗未尝出也。无大热者，热盛于内，上乘于肺，而外热反轻也，可与麻黄杏仁甘草石膏汤主之。取石膏止桂枝热逼之汗，仍用麻黄出本证未出之汗也。

此一节，言发汗不解，邪乘于肺而为肺热证也。张令韶云：自此以下五节，因误施汗、吐、下致伤五脏之气也。柯韵伯云：温病、风温，仲景无方，疑即此方也，按柯氏此说，虽非正解，亦姑存之，以备参考。

麻黄杏仁甘草石膏汤

麻黄四两，去节　杏仁五十个，去皮尖　甘草二两　石膏半斤，碎，绵裹

上四味，以水七升，先煮麻黄减二升，去上沫；纳诸药煮取二升，去滓，温服一升。

【按语】　麻杏石甘汤为辛凉宣泄、清肺平喘之剂，主治表邪化热、热壅于肺之热喘。条文中"汗出而喘，无大热者"注家多随文衍义，而柯韵伯氏则改为"无汗而喘，大热者……"可资临床参考。

以伤其心气言之，发汗过多，虚其心液，其人叉手自复冒于心，外有所卫而安也。心下悸，欲得按者，内有所依而愈安也，桂枝甘草汤主之。

---

[1]盖太阳之气与肺金相合而主皮毛：太阳主表，肺主皮毛，其位都在肌肤，故云。

此一节，言发汗而伤其心气也。

桂枝甘草汤

桂枝四两，去皮　甘草二两，炙

上二味，以水三升，煮取一升，去滓，顿服。

以伤其肾气言之，发汗过多之后，肾阳虚则水邪挟水气而上冲，故其人脐下悸者，欲作奔豚。然犹欲作而尚未作也，当先其时以**茯苓桂枝甘草大枣汤**主之。

此一节，言发汗后而伤其肾气也。

茯苓桂枝甘草大枣汤

茯苓半斤　甘草二两，炙　大枣十五枚，擘　桂枝四两，去皮

上四味，以甘澜水一斗，先煮茯苓减二升，纳诸药，煮取三升，去滓，温服一升，日三服。

作甘澜水法：取水二斗，置大盆内，以杓扬之，水上有珠子五六千颗相逐，取用之。

以伤其脾气言之，发汗后，外邪已解，而腹胀满者，盖以汗虽出于营卫，实禀中焦水谷之气以成。今发汗伤其中气，致中虚不能运行升降，乃生胀满，以**厚朴生姜半夏甘草人参汤**主之。

此一节，言发汗而伤其脾气也。

同学周镜园云：太阳发汗，所以外通阳气，内和阴气。发汗不如法，致太阳之寒内合太阴之湿，故腹胀满之病作矣。

厚朴生姜甘草半夏人参汤

厚朴半斤，去皮，炙　生姜半片，切　半夏半升洗　人参一两　甘草二两，炙

上五味，以水一斗，煮取三升，去滓，温服一升，日三服。

以伤其肝气言之，伤寒，若吐、若下后，中气伤矣。心下为脾之部位，土虚而风木乘之，故逆满，气上冲胸，即厥阴之为病，气上撞心是也；起则头眩，即《内经》所谓诸风掉眩皆属于木是也。脉沉紧，肝之脉也。发汗则动经，身为振振摇者，经

脉空虚而风木动摇之象也。《金匮》知肝之病，当先实脾，却是不易之法，以茯苓桂枝白术甘草汤主之。

此一节，言吐、下而伤其肝气也。

茯苓桂枝白术甘草汤

茯苓四两　桂枝三两，去皮　白术二两　甘草二两

上四味，以水六升，煮取三升，去滓，分温三服。

且也虚人不宜发汗，汗之则为虚虚。发汗后，病应解而不解，不应恶寒而反恶寒者，以其人本虚故也。虚则宜补，补正即所以祛邪，以芍药甘草附子汤主之。

此一节，言误发虚人之汗，另立一补救法也。

芍药甘草附子汤

芍药三两　甘草三两，炙　附子二枚，炮去皮，破八片

上三味，以水五升，煮取一升五合，去滓，分温服。

虚人发汗且为虚虚，汗而又下，便入阴而为危证矣。太阳病发汗，病不解，若下之，而病仍不解，忽增出烦躁之证者，以太阳底面即是少阴。汗伤心液，下伤肾液，少阴之阴阳水火离隔所致也。以茯苓四逆汤主之。

此一节，言虚人误施汗下，恐少阴水火之气因之离隔而难治。烦者阳不得遇阴，躁者阴不得遇阳也。

茯苓四逆汤

茯苓六两　人参一两　附子一枚，生用去皮，破八片　甘草二两，炙　干姜一两半

上五味，以水五升，煮取三升，去滓，温服七合，日三服。

要之病变虽多，不外虚实两证。凡发汗后，恶寒者，虚故也，发汗后不惟不恶寒，而且但见其热者，实也。盖因发汗，以致胃燥而为实热之证。当和胃气，与调胃承气汤。甚矣！温补凉泻之不可泥也。

此一节总结上文数节之意。言虚证固多，而实证亦复不少。而又提出"胃

气"二字，补出调胃承气汤一方，其旨微矣。

太阳病从微盛而转属：阳微则转属少阴为虚证，以太阳与少阴相表里也；阳盛则转属阳明为实证，以太阳与阳明递相传也。

存津液为治伤寒之要。太阳病，发汗后，大汗出，阳明水谷之津竭矣。故胃中干，土燥于中，心不交肾则烦[1]；肾不能交心则躁不得眠，即《内经》所谓胃不和则卧不安者是也。欲得饮水者，人身津液为水之类[2]，内水耗竭，欲得外水以自救，只宜少少与饮之，令胃得水而不干，斯气润而和则愈；切不可误与五苓散。若脉浮，小便不利，乃脾气不能转输，而胃之津液不行也。微热，乃在表之邪未解也；消渴者，饮入而消，热甚于里故也。以脉浮在表而微热，以脾不转输，故小便不利而消渴。与五苓散，能布散水气，可以主之。

此一节，言发汗后胃之津液有干竭与不行之分别也。"太阳病"至"胃气和则愈"，言津液干竭。"若脉浮"至末言"津液不行"，当作两截看。

张令韶云：合下四节，皆论发汗后烦渴证也。

五苓散

猪苓十八铢，去皮　泽泻一两六钱半　茯苓十八铢　桂半两，去皮　白术十八铢

上五味为末，以白饮和服方寸匕，日三服。多饮暖水，汗出愈。钱天来云：汉之一两，即今之二钱七分也。汪苓友云：古云铢者，六铢为一分，即二钱半；二十四铢为一两也。

【按语】　陈氏本段注解进一步阐明仲景论热病伤胃津之理，提出"存津液为治伤寒之要"，主张胃津伤不可误用五苓散以利小便。

胃干之烦渴，当以五苓散为禁剂矣。而审系脾不转输之为渴，虽无微热与小便不利症，

---

[1] 土燥于中，心不交肾：土燥则水谷津竭，以致心脉失养，心火内炽，心气不能下交于肾。

[2] 津液为水之类：津液来源于水谷精微，又称"水精"。

而治以五苓散则一也。发汗之后，表邪亦已，邪已则脉当缓。今脉不缓而浮数，以汗为中焦水谷之气所化，汗伤中气，则变其冲和之象也。烦渴者，汗伤中气，脾不转输而水津不能布散也，以五苓散主之。盖以五苓散降而能升，山泽通气之谓也。通即转输而布散之，不专在下行而渗泄也。

上节言汗后邪未解而烦渴，此节言邪既解而烦渴也。

何以言之？盖汗有血液之汗，有水津之汗，如伤寒，汗出而渴者，水津之汗也。汗出而脾虚，津液不能上输而致渴，以五苓散主之；若汗出而不渴者，血液之汗也，心主血脉，以茯苓甘草汤主之。方中茯苓、桂枝以保心气，甘草、生姜调和经脉。

此一节上二句申明上文两节之义，言水津之汗也；下二句补出血液之汗，另出方治。

茯苓甘草汤

茯苓二两　桂枝二两，去皮　生姜三两，切　甘草一两，炙

上四味，以水四升，煮取二升，去滓，分温三服。

【按语】　此条经文，注家意见纷纭。陈注分血液之汗、水津之汗，虽未免牵强，但与本论第354条（成本）"伤寒厥而心下悸者，……当服茯苓甘草汤"互参，可推测本条"汗出"下当有"心下悸"三字。说明陈氏对本方方义分析有一定见地。

且五苓散不特自内输布其水津也，而亦治表里证之水逆。如中风发热六日，是六经已尽，七日而又来复于太阳，而其发热不解而烦，谓之表证。而何以又谓之有表里证？以渴欲饮水为里证，合而言之，名为表里证也。盖风为阳邪，阳热甚则渴，不关于发汗亡津液所致也。《内经》云：饮入于胃，游溢精气，上输于脾，脾气散精，上归于肺。今脾不能散精归肺，以致水入则吐者，名曰水逆，谓水逆于中土而不散也。以五苓散主之，助脾气以转输。

此一节，言五苓散之治水逆。

近注以太阳为表为标，膀胱为里为本，此证名为犯本，又名为表里传，

反多歧节，与本论之旨不合。

至于血液之汗主于心，上言主以茯苓甘草汤，尚未尽其量。医师未持病人之脉时，只见病人叉手自复冒其心，其心下悸而喜按明矣。而医师因行教试之法，令病人作咳，而病人竟不咳者，此必两耳聋而无闻也。所以然者，以重发汗，阳气不充于胸中，故手叉自冒；精气不充于两耳，故耳聋无闻。阳气、精气非一亦非二也。汗后交虚病故如此，岂茯苓甘草汤所可胜任哉？

此一节，言血液之汗发之太过，致伤心肾之气，非茯苓甘草汤所能治也。

后学周宗超按：正气虚之耳聋，与少阳邪盛之耳聋，分别在"手自冒心"。

其与五苓证相似而不同者奈何？发汗后，肺气已虚。若饮水多，则饮冷伤肺必作喘；以水灌之，则形寒伤肺亦作喘。此岂五苓所能治哉？

此一节，言汗后伤肺，五苓散不可以混施。

更有与五苓证之水逆相似者，尤不可混。发大汗之后，水药不得入口，以汗本于阳明水谷之气而成。今以大汗伤之，则胃气大虚，不能司纳如此，此为治之之逆。若不知而更发其汗，则胃虚阳败，中气不守，上下俱脱，必令吐下不止。此与五苓证之水逆何涉哉？

此一节，言发汗后胃虚水药不入之证，与五苓散大不相涉。

自"未持脉"至此，共三节，以反掉笔为结尾，故不必出方。然读仲景书，须于无字中求字，无方处索方，方可谓之能读。

少阴君火居上，少阳肾水居下，而中土为之交通。若发汗、吐、下后，上中下三焦俱为之伤。是以上焦之君火不能下交于肾；下焦之肾水不能上交于心。火独居上，阳不遇阴，故心虚而烦，胃络不和，故不得眠，若剧者，不得眠之盛。必反复颠倒，烦之极，自见其心中不爽快而懊恼，以栀子豉汤主之。以栀子入心而下交于肾，豆豉入肾而上交于心，水火交而诸证自愈。若少气者，为中气虚而不能交运于上下，以栀子甘草豉汤主之。即《内经》所谓交阴阳者，必和其中也。若呕者，为热气搏结，不散而上逆，以栀子生姜豉汤主之。取生姜之散以止呕也。

此一节，言汗、吐、下伤其三焦之气，以致少阴之水火不交也。张令韶云：自此以下六节，论栀子豉汤之证，有热，有寒，有虚，有实之不同。

栀子豉汤

栀子十四枚，擘　香豉四合，绵裹

上二味，以水四升，先煮栀子，得二升半；纳豉，煮取一升半；去滓，分为二服，温进一服。得吐者，止后服。

二张以吐下后虚烦[1]，无复吐之理。此因瓜蒂散用香豉而误传之也。

栀子生姜豉汤　即前方加生姜五两，煎法同。

栀子甘草豉汤　即栀子豉汤加甘草二两，煎法同。

发汗，若下之，其热宜从汗下而解矣。而竟不解为烦热，且烦不解，留于胸中而窒塞不通者，以栀子豉汤主之。盖以胸中为太阳之里、阳明之表，其窒塞因烦热所致，必令烦热止而窒塞自通矣。

此一节，言栀子豉汤不特交通上下，而且能调和中气也。

【按】　此证最多，须当切记。

伤寒五日至六日，六经已周，大下之后，身热不去，心中结痛者，知太阳之里、阳明之表搏结，俱未欲解也，以栀子豉汤主之。

此一节，言栀子豉汤不特升降上下，而亦能和解表里也。

伤寒下后，多属虚寒，然亦有邪热留于心腹胃而为实热证者。热乘于心，则心恶热而烦；热陷于腹，则腹不通而满，热留于胃，则胃不和而卧起不安者，以栀子厚朴汤主之。取枳实之平胃，厚朴之运脾，合栀子之止烦以统治之也。

此一节，言栀子豉汤能清伤寒下后之余热也。

【按】　此证最多，又当切记。

---

〔1〕二张：即张隐庵与张令韶。

栀子厚朴汤

栀子十四枚，擘　　厚朴四两，炙　　枳实四枚，水浸去瓤，炒

上三味，以水三升半，煮取一升半，去滓，分二服，温进一服。得吐者，止后服。

伤寒中有栀子证，医者不知用栀子汤，反以丸药大下之，则丸缓留于中而陷于脾矣。身热不去，此太阴脾土本藏之热发于形身也。微烦者，以脾为至阴[1]，内居中土，上焦之阳不得内归于中土也。此热在上而寒在中，以栀子干姜汤主之。

此一节，言下后脾气虚寒，栀子又宜配以干姜以温脾也。

【男蔚按】　栀子性寒，干姜性热，二者相反，何以同用之？而不知心病而烦，非栀子不能清之；脾病生寒，非干姜不能温之。有是病则用是药，有何不可？且豆豉合栀子，坎离交姤之义也[2]；干姜合栀子，火土相生之义也。

栀子干姜汤

栀子十四枚，擘　　干姜二两

上二味，以水三升半，煮取一升半，去滓，分二服，温进一服。得吐者，止后服。

凡用栀子汤，若病人旧微溏者，为脾气虚寒之体，病则不能化热，必现出虚寒之证，不可与服之。

此一节，言栀子虽能止烦清热，然苦寒之性却与虚寒之体不宜，故结此叮咛。

---

〔1〕至阴：至阴有两种解释，一即至阴穴；一即到达阴的意思。这里是后一种意思。意为太阴为三阴之始，故太阴又可称为至阴。

〔2〕姤（gòu 构）：六十四卦之一，这里作相遇解。《易·姤》：“象曰：天下有风，姤。”

【男元犀按】 栀子下禀寒水之精，上结君火之实，既能起水阴之气而滋于上，复能导火热之气而行于下，故以上诸证，仲师用之为君。然唯生用之，真性尚存。今人相沿炒黑，则反为死灰无用之物矣。

虚人不可发汗，汗后变证无常。兹先言太阳：太阳发汗，其热当解，今汗出不解，正气虚也。其人仍发热，徒虚正气，而热仍在也。汗为心液，心液亡则心下悸。夫津液者，和合而为膏，上补益于脑髓。今津液不足，则脑为之不满，而头为之眩。身者，脾之所主，今脾气因过汗而虚，不外行于肌肉，则身无所主持而𥇭动。眩之极，动之甚，其振振动摇不能撑持而欲擗地之状者，以真武汤主之。

此一节，言太阳过汗之变，而立一救治方也。

张令韶云：此章凡八节，皆言虚者不可汗也。

真武汤方

茯苓三两　芍药三两　生姜三两　白术二两　附子一枚,炮

上五味，以水八升，煮取三升，去滓，温服七合，日三服。

汗之不可轻发，必于未发之先，审察辨别而预断其不可。咽喉为三阴经脉所循之处。考脾足太阴之脉，挟咽；肾足少阴之脉，循喉咙；肝足厥阴之脉，循喉咙之后。三阴精血虚少，不能上滋而干燥者，不可发汗。或误发之，命将难全，亦不必再论变证也。

自此以下，皆承上文而言不可发汗而发之之变证也。

素有淋病，名曰淋家，其津液久虚，不可发汗，更走其津液。若发汗，则津液竭于外而血动于内，干及于胞中，必患便血。何以言之？《内经》云：膀胱者，津液藏焉。又曰：膀胱者，胞之室。是胞为血海，居于膀胱之外，而包膀胱，虽藏血、藏津液有别，而气自相通。参看太阳热结膀胱血自下证，则恍然悟矣。淋家病，为膀胱气化不能行于皮毛，津液但从下走而为淋。膀胱已枯，若再发其汗，必动胞中之血，非谓便血自膀胱出也。

（节）[1]

---

[1] 节：节略。意指上条小结已作说明，此处从略。下同。

疮家久失脓血，则充肤热肉之血虚矣，虽身疼痛，患太阳之表病，亦不可以麻黄汤峻发其汗，发汗必更内伤其筋脉，血不荣筋，则强急而为痉矣。

（节）

血从阳经并督脉而出者为衄。汗为血液，凡素患衄血之人，名曰衄家，三阳之经血俱虚，故不可发汗，汗出则重亡其阴，必额上陷，脉紧急，目直视不能眴，不得眠。所以然者，以太阳之脉，起于目内眦，上额交巅；阳明之脉，起于鼻，交頞中[1]，旁纳太阳之脉；少阳之脉，起于目锐眦。三经互相贯通，俱在于额上、鼻目之间。三阳之血不荣于脉，故额上陷、脉紧急也；三阳之血不贯于目，故目直视不能眴也；阴血虚少，则卫气不能行于阴。故不得眠也。此三阳之危证也。

（节）

血从阴经并冲、任而出，为吐为下，多则为脱。凡一切脱血之人，名曰亡血家，血属阴，亡血即亡阴，故不可发汗，若发其汗，是阴亡而阳无所附，阳从外脱，其人则寒栗而振。《内经》云：涩则无血，厥而且寒，是也。

（节）

平素患汗病之人，名曰汗家。心主血，汗为心液，患此病之人，其心虚血少可知。若重发其汗，则心主之神气无所依，必恍惚心乱，且心主之神气虚不能下交于肾，而肾气亦孤，故小便已，而前阴溺管之中亦疼，与禹余粮丸。愚按：本方失传，王日休补方用禹余粮、赤石脂、生梓皮各三两，赤小豆半升，共为末，蜜丸弹子大，以水二升，煮取一升，早暮各一服。然亦不过利水之品，毫无深义。

（节）

不特亡血不可发汗，即素寒者亦不可发汗。病人有素寒，复发其汗，汗乃中焦之汁，发汗更虚其中焦之阳气，其胃中必冷，且胃无阳热之化，则阴类之虫顿生，故必吐蛔。他若胃热之吐蛔，又不在此例矣。

---

[1] 頞（è 饿）：底本作"额"，据宏文阁本改。頞，山根，位于左右侧目内眦之中。

张令韶云：本论逐节之后，必结胃气一条，以见不特吐下伤其胃气，即汗亦伤胃气也。治伤寒者，慎勿伤其胃焉，斯可矣。

病气在外，本当发汗，从外而解，而复从内以下之，此为治之逆也；若先发汗，外邪未尽[1]，复从内入，因而下之，治不为逆。病气在内，本当先下之，从内而解，而反从外以汗之，为治之逆；若先下之，内邪未尽，势欲从外而出，因其势而汗之，治亦不为逆。

张令韶云：此章凡八节，前四节言病气随正气之出入以为出入，正气亦随病气之内外而为内外也。或从内解，或从外解，或救其里，或救其表，不可逆也。五节言阴阳和，正气之出入复其常，病气亦随之而解矣。末节言太阳之气随营卫之行于脉外而行于脉中也。

太阳伤寒，医者误下之，因误下而正气内陷，续得下利，清谷不止，虽明知一身疼痛，为属表者，而此时不暇兼顾，急当救里；救里之后，审其身疼痛，知表证之未解，兼审其清便自调者，知里证之全瘳，于是复筹所急[2]，曰急当救表。救里宜四逆汤，以复其阳；救表宜桂枝汤，以解其肌。生阳复，肌腠解，表里和矣。

此一节反应上文先下而后汗之意，以见下之而表里俱虚，又当救里救表，不必拘于先下而复汗之说也。

太阳病发热，头痛，病在表，则脉宜浮而反沉，此正气内虚也。若既汗之不差，其身体疼痛，仍然不罢，须知其表热为外发之假阳，脉沉为内伏之里阴。当凭脉以救其里，宜四逆汤。《内经》云：太阳本寒而标热。此证见标证之发热，不见本证之恶寒，以本寒之气沉于内，外无恶寒而内有真寒也。

此一节，言病在表而得里脉，又当救其里，不必如上文之身疼痛，而止救其表也。

[1] 外邪未尽：底本作"外邪尽未"，此据宏文阁本改。
[2] 筹：筹划。意为商议、考虑。

太阳之气外行于三阳而从表，内行于三阴而从里。今表证而得里脉，恐沉必兼微，即《易》所谓履霜坚冰至之义也。

太阳病，当先发汗，今先下之而不愈，因复发汗，以此汗下失度，致表里俱虚，阴阳不相交接，其人因致首如有所复戴之象，而为冒，此阴虚于下而戴阳于上也。

冒家汗出自愈，所以然者，以阳加于阴，得阴气以和之，汗出表和故也。盖表里之气本相通，表和里亦和，不必复下，若审得里未和，然后复下之。

此一节，应上文先发汗而复下之之意也。

太阳病未解，诊其脉阴尺阳寸，不偏大偏微而俱见均停，阴阳之气旋转于中，自然变易一番，必先振栗汗出而解。若邪盛于表，其阳寸之脉，必大于阴尺，而不均停。但使阳寸脉转微者，始与阴尺之脉停，为阳之遇阴，先汗出而解。若邪实于里，其阴尺之脉，必大于阳寸，而不均停。但使阴尺之脉转微者，始与阳寸之脉停，为阴之遇阳[1]，下之而解。若欲下之，不得太过，只宜调胃承气汤主之。

此一节，言汗下亦所以和阴阳也。

【按语】 唐容川曰：《伤寒论》全书微脉，均无当汗下者，而此处微脉，独言当汗下，理殊难测。或由传写之讹，或则另有深义，尚须阙以待考。解此条，理应脉证合参。

太阳之为病，无不发热而汗之自出者，当求之营卫。盖人身之汗，主之者脉中之营，固之者脉外之卫。此为营气被卫气之所并而弱，卫气受邪风之所客而强，弱则汗不能主，强则汗不能固，邪风为害，故使汗出。欲救邪风者，宜桂枝汤调和营卫之气。

此一节，言太阳之气又从营卫之气出入于内外也。

伤寒五六日，经尽一周，气值厥阴，藉其中见之少阳而枢转。伤寒如此，中风亦如此，其症往来寒热，少阳之枢象也，胸为太阳之部，胁为少阳之部，太阳不得出，少阳不得枢，故为苦满，"默"字从火从黑，伏明之火郁而不伸，故其形默默，木火郁于中，致胃络不

---

〔1〕阴之遇阳：底本作"阳之遇阴"，据宏文阁本改。

和，故不欲饮食，木火交亢，故为心烦；木喜条达而上升，故喜呕。此病气则在太阳，经气则值厥阴。厥阴之中见，则为主枢之少阳也。盖少阳之气游行三焦，在脏腑之外，十一脏皆取决之，故兼或然七症：或涉于心而不涉于胃，则胸中烦而不呕；或涉于阳明之燥气，则渴；或涉于太阴之脾气，则腹中痛；或涉于厥阴之肝气，则胁下痞硬；或涉于少阴之肾气，则心下悸而小便不利；或太阳藉少阳之枢转，已有向外之势则不渴，身有微热；或咳者，又涉于太阴之肺气矣。夫五脏之经输在背，主于太阳；而五脏之气由胸而出，亦司于太阳。今太阳之气逆于胸而不能外出，虽不干动在内有形之脏真，而亦干动在外无形之脏气，现出各脏之症。非得少阳枢转之力，不能使干犯之邪向外而解，必与以小柴胡汤助枢以主之。

此一节，言太阳之气不能从胸出入，逆于胸膈之间，内干动于脏气，当藉少阳之枢转而外出也。

张钱塘云：此章凡十五节，皆论柴胡汤之证治。又云：小柴胡汤乃达太阳之气，从少阳之枢以外出，非解少阳也，是以有随证加减之法。李士材谓柴胡乃少阳引经之药，若病在太阳，用之若早，反引贼入门。后人不察经旨，俱宗是说谬矣。

小柴胡汤方

柴胡半斤　黄芩三两　人参三两　甘草三两　半夏半升，洗　生姜三两，切　大枣十二枚，擘

上七味，以水一斗二升，煮取六升，去滓，再煎取三升，温服一升，日三服。

后加减法：若胸中烦而不呕，去半夏、人参，加栝蒌实一枚；若渴者，去半夏，加人参合成前四两半，栝蒌根四两；若腹中痛者，去黄芩，加芍药三两；若胁下痞硬，去大枣，加牡蛎四两；若心下悸、小便不利者，去黄芩，加茯苓四两；若不渴、外有微热者，去人参，加桂三两，温服取微汗愈；若咳者，去人参、大枣、生姜，加五味子半升、干姜二两。

上言太阳之病而值厥阴之期，厥阴中见少阳。少阳主枢，太阳病值其主气之期而外出者，

藉其枢之有力也。《经》云：少阳外主腠理，内主三焦。腠者，三焦通会，元真之处，血气所注。今血弱气尽，则腠理自开，太阳所受之邪气，因其气血之虚而入，邪气与少阳中正之气两相击搏，俱结于少阳所部之胁下。正邪不两立则分争，正胜则热，邪胜则寒，分争则往来寒热，离合无定则休作有时，《经》云：少阳之上，相火主之。兹则阳明之火郁而不伸，故其象默默。默默之象为少阳专见之症。不欲饮食，为木气内郁而胃络不和也。胃病必及脾，脏腑之膜本自相连，脾病其痛必在于下，即前所谓腹中痛是也。然腹中原不可以言下，今以胃邪在胃脘之高，而此痛反居其下，邪高故使呕也，用小柴胡汤，转少阳之枢，达太阳之气以主之。若服柴胡汤已而反渴者，是太阳之气不能从枢解，而转属于阳明之燥化也，以白虎加人参汤按法治之。

　　上节言太阳之气逆于胸中而动五脏之气。此言太阳之气结于胁下而伤太阴、阳明之气，亦当藉少阳之枢转而出也。

太阳之邪不解，可以柴胡转其枢；太阳之气内陷，不可以柴胡虚其里。得病六日，六经之气已周，而又来复于太阳，正是七日，诊其脉迟，气虚也；浮弱，血虚也。气血俱虚，而见太阳证之恶风恶寒，当于寻常之太阳证外，另参脉息、日期而分别。且又有独见之症，曰手足温，系在太阴也。此气血俱虚，医者不知，反二三下之，虚其中气，以致不能食。而胁下为少阳之部位，其枢逆而不转，故无往来寒热，惟满而且痛，面目及身黄，为太阴土气虚，而真色现也。虽颈项强，为太阳之经气不利，而脾不转输为小便难者，是中气虚之大关键。柴胡汤乃从内达外之品，里气虚者忌用，若与柴胡汤，里气虚陷，后必下重。夫呕渴乃柴胡汤之见证[1]，而本渴而饮水呕者，中胃虚也。柴胡汤非中胃之药，不中与也；与之而中气愈虚，食谷者哕。此缘二三下之既误，不可以柴胡汤而再误也。

　　此一节，言太阳之气陷于太阴之地中，太阴、阳明气虚不能从枢外出，又非柴胡汤之所主也。

---

〔1〕见证：底本作"是症"，据宏文阁本改。

前言服柴胡汤已而渴者，以法治之，不再用柴胡也；嗣言柴胡不中与者，戒用柴胡也。然有不可泥者，伤寒四五日，为阳虚入阴之期，身热恶风，颈项强，仍在太阳之分，而不入于里阴也。胁下满，得少阳之枢象也。手足温者，是系在太阴。今手足温而渴者，为不涉于太阴而涉于阳明也。上言服柴胡汤已而渴者，当以阳明之法治之。此不因服柴胡汤而渴，仍宜从枢而治，以小柴胡汤主之。至于项强、胁满、手足温等症，前言不中与，而兹特与之者，一以大下而里虚，一以未下而里不虚也。

此一节，承上文两节而推言之。凡病气不随经气入里而为燥化，与未陷里阴、里气未虚者，无不可以小柴胡汤治之。

太阳伤寒，值厥阴主气之期，浮分之阳脉涩，是少阳之枢不能外转也；沉分之阴脉弦，是厥阴木邪下于太阴[1]，则太阴之营气受伤。法当腹中急痛者，先与小建中汤，建立中焦之营气，令腹痛渐愈；若不差者，与小柴胡汤主之，以转其枢，枢转则邪气外达而痛愈矣。

此一节，言太阳病值厥阴主气之期，内干太阴而腹痛，当先补益于内，而后枢转于外也。

【按】 原法腹痛，小柴胡汤去黄芩加白芍。

小建中汤方

桂枝三两，去皮　甘草二两，炙　大枣十二枚，擘　芍药六两　生姜三两，切　胶饴一升

上六味，以水七升，煮取三升，去滓，纳胶饴，更上微火消解，温服一升，日三服。呕家不可用建中汤，以甜故也。

伤寒中风，有柴胡证，但见一证便是，不必悉具。

此一节申明首节之义，以推广小柴胡汤之用也。余通家周宗超云：以伤寒言之，转少阳之枢外出太阳也；以中风言之，厥阴不从标本，从中见少

---

〔1〕厥阴木邪下于太阴：足厥阴肝经木气，乘于足太阴脾土。

阳之治也。此解极见明亮。

且夫柴胡汤之用甚广也，即误下之后而里气不虚者亦可用之。凡柴胡汤如首节所言之病证，病涉于枢，原有欲出之机，一转即出，而医者竟下之，下之恐邪气乘下之虚，而入于里阴矣。若柴胡证不罢者，速宜复与柴胡汤，其气外转，必蒸蒸而振，热退而却复发热汗出而解。盖以下后伤其中焦之津液，欲作汗时，而为此一番之变动也。

此一节重申柴胡汤之妙，而所妙之在乎枢转也。

盖以枢者，内外之枢纽也。可从枢而外出，亦可从枢而内入。伤寒病，过服发表之剂，其恶风寒等症已解，而内虚之症渐形。至二日为阳明主气之期，三日为少阳主气之期，外邪既净，无庸从少阳之枢而外出。而发表后，虚弱不支之病，转入于所合之心包络。包络主血，血虚则心中悸，不独悸而且烦者，以烦涉于心主之血分，而不涉于枢胁之气分，故以小建中汤主之。

此一节，浅言之不过"虚""补"二字，而言外合一"枢"字之义见。少阳三焦内合厥阴心包而主血，故亦可随枢而内入也。心包主血，血虚神无附丽而自悸，则悸为虚悸，而烦亦虚烦也。

陈平伯云：但云心中烦悸，不云无汗恶寒等症，可知服过麻黄汤后，表实已解，里虚渐著，故以此汤补之；否则，大青龙汤、栀子豉汤之证，误服害事。

少阳为阳枢，少阴为阴枢，其气相通。太阳病，过经十余日，十日为少阴主气之期，医反二三下之，逆其少阴之枢机。后四五日，乃十五六日之间，再作经，而又当少阳主气之期。太阳之气不因下陷，仍欲从枢而外出，故柴胡证仍在者，先与小柴胡汤以解外。若呕不止，是太阳之气不从枢外出，而从枢内入，干于君主之分[1]，外有心下满急之病象，内有郁郁微烦之病情者，为未解也，与大柴胡汤下之，下其邪气，而不攻其大便则愈。

───────────────

〔1〕君主之分：指手少阴心包。

此言病在枢者，小柴胡汤达之于外，所以转之；大柴胡汤泄之于内，亦所以转之也。

大柴胡汤方

柴胡半斤　黄芩三两　芍药三两　半夏半升，洗　生姜五两　枳实四两，炙　大枣十二枚，擘

上七味，以水一斗二升，煮取六升，去滓，再煎，温服一升，日三服。一方用大黄二两，若不加大黄，恐不为大柴胡汤也。

此方原有两法，长沙辨而均用之。

少阳之枢并于阳明之阖，故用大黄以调胃。

伤寒十三日，经尽一周而又来复于太阳[1]，若不解，又交于阳明主气之期，病气亦随经气而涉于阳明。阳明司合而主胸，少阳司枢而主胁。既满而又呕，是阳明之合不得少阳之枢而外出也。日晡所在申、酉、戌之间，阳明于其所旺时而发潮热，热才已而即微利，此本系大柴胡证，不知用大柴胡方法，下之而不得利，今反微利者，知医以丸药下之，丸缓留中，不得外出，非其治也。潮热者，阳明气实也，先宜小柴胡汤以解太阳之邪于外，后以柴胡加芒硝汤解阳明之邪于内而主之。盖胸胁满而呕，太少两阳之病；日晡所发潮热，阳明燥气之病也。

此一节，言太阳之气逆于阳明中土，亦当从枢而外出。其用柴胡加芒硝，亦从枢出之义，非若承气之上承热气也。

柴胡加芒硝汤

柴胡二两六铢　半夏二十铢　黄芩一两　甘草一两　生姜一两　人参一两　大枣四枚　芒硝二两

上八味，以水四升，煮取二升，去滓，纳芒硝，更煮微沸，分温再服。

---

〔1〕来复：语出《周易》"七日来复"。阳气由衰至复历七日。这里指太阳传厥阴计六日，至七日太阳来复。

此药剂之最轻者，以今秤计之，约二两，分二服，则一服只一两耳。

伤寒十三日，再经已周，而又来复于太阳不解，则病气已过于阳明胃腑，名曰过经。过经谵语者，以胃腑有热也，当以汤药下之。若小便利者，津液偏渗，大便当硬，今不硬而反下利，诊其脉不与证相背，亦始谓之调和者，知医不以药下之，而以丸药下之，病仍不去，非其治也。若胃气虚寒而自下利者，脉当微而手足亦厥，必不可下。今脉与阳明胃腑证不相背，即可反谓之和者，以丸缓留中，留而不去，此为内实也，以调胃承气汤去其留中之秽，以和其胃气主之〔1〕。

此一节，言病气随经气而过于阳明也。

太阳病不解，若从胸胁而入，涉于阳明、少阳之分，此小柴胡汤之证也。今从背经而入于本腑名为**热结膀胱**〔2〕，膀胱在少腹之间，《经》曰：膀胱者胞之室也。胞为血海，居膀胱之外。热结膀胱，薰蒸胞中之血。血，阴也，阴不胜阳，故其人如狂，若血自下，则热亦随血而下者自愈。若其邪在外，犹是桂枝证，不解者，尚未可攻，当先解其外。外解已，但见少腹急结者，无形之热邪结而为有形之蓄血。乃可攻之，宜桃核承气汤方。

此一节，言太阳之邪循经而自入于本腑也。

桃核承气汤方

桃仁五十个，去皮尖　桂枝二两　大黄四两　芒硝二两　甘草二两，炙

上五味，以水七升，煮取二升半，去滓；纳芒硝，更上火，微沸下火。先食温服五合，日三服，当微利。先食言服药在未食之前也。

伤寒八日，当阳明主气之期，九日当少阳主气之期。下之，伤其阳明之气，而为胸满；逆其少阳之气，而为烦惊；以少阳三焦内合心主包络故也。小便不利，为少阳三焦决渎之官失其职也。谵语，为阳明胃气不和也。一身尽重，不可转侧者，少阳循

---

〔1〕和其胃气：底本作"留其胃气"，据宏文阁本改。

〔2〕背经：指足太阳膀胱经，本经从项背下行抵腰。　本腑：太阳之腑，指膀胱口。

身之侧，枢机不利故也，以柴胡加龙骨牡蛎汤主之。

此一节，言太阳之气因庸医误下，以致三阳同病，特立三阳并治之方，滋阳明之燥，助少阳之枢。而太阳不失其主开之职，其病仍从少阳之枢而外出矣。

柴胡加龙骨牡蛎汤方

半夏二合，洗　大枣六枚　柴胡四两　生姜一两半　人参一两半　龙骨一两半　铅丹一两半　桂枝一两半，去皮　茯苓一两半　大黄二两　牡蛎一两半

上十一味，以水八升，煮取四升；纳大黄切如棋子，更煮一二沸，去滓，温服一升。

伤寒腹满，为太阴证，谵语为阳明证，其脉不宜浮紧矣。乃取之寸口，三部脉浮而紧，其名曰弦。弦为肝脉，此肝乘脾之病也。《内经》：诸腹胀大，皆属于热。又云：肝气盛则多言。是腹满谵语，乃肝旺所发也。旺则侮其所胜，直犯脾土，名之曰纵，谓纵势而往无所顾虑也，宜刺期门二穴，以制其纵。

此一节合下节，论病在有形之脏而不在无形之气也。在无形之气，则曰太阴、厥阴；在有形之脏，则曰脾、曰肝、曰肺也。

伤寒发热，病在表也。太阳主表，而肺亦主表。啬啬恶寒，皮毛虚也。太阳主皮毛，而肺亦主皮毛。金受火克，故大渴欲饮水，饮水过多，肺气不能通调水道，故其腹必满。若得自汗出，则发热恶寒之证便有出路。小便利，则腹满之证便有去路。此肺气有权，得以行其治节，则其病欲解。而不然者，发热恶寒如此，腹满又如此，此肝木乘肺金之虚而侮其所不胜也，名之曰横，谓横肆妄行，无复忌惮也。亦刺期门二穴，以平其横。

【按】　期门二穴，在乳下第二肋端，去乳头约四寸，肝募也，厥阴阴维之会，刺入四分。此穴刺法，能佐小柴胡汤所不及。

《活人》云：穴在乳直下肋骨近腹处是也，则是第二肋，当从下数起，恰在软肋之两端。是穴刺法，肥人一寸，瘦人半寸，不肥不瘦中取之。但下针令病人吸五吸，停针良久，徐徐出针，此平泻法也。

太阳病二日，正当阳明主气之期，以太阳之病而得阳明之气，阳极似阴，故扰动不安而反躁，医者误认为阴躁，而反以火熨其背，背为阳，阳得火热，而大汗出，汗乃胃中水谷之津，火热入胃，则胃中之水津竭，遂下伤水阴之气而躁，上动君火之气而烦，中亡胃中之津，必发谵语。十余日，又值少阴主气之期，得少阴水阴之气以济之，则阴气复而阳热除。先见振栗之象，旋而大便[1]自下利者，此为阳明得少阴之气，阴阳和而欲解也。且夫阴阳之气，元妙难言也。而以一身之部位论，则身半以上为阳，身半以下为阴。若阳在上，而不得下交于阴，故其汗从腰以下不得汗，欲小便不得，反呕，阴在下，而不得上交于阳，故欲失溲，足下恶风，然上下所以不交者，责在胃实以隔之。前此止是胃中竭，后此则为大便硬。硬者必以法通之，不得拘于大便硬，小便当数而反不数及不多，印板套语[2]，谓津液当还胃中，而不必遽通也。通之之后，得大便已，则燥结去，火邪泄。于是阴气旋转而上升，其头卓然而痛；阳气光明而下济，其人足心必热，此谷气下流故也。

此章凡十一节，皆言火攻之误，以明太阳为诸阳主气，阳为火，不可以火攻之也。即不用火，而羌、独、荆、防、姜、附、桂、茱之类皆是也。

【按语】 此书文繁理奥，陈注应用《内经》阴阳学说，以阴阳互根、阴阳转化规律解释生理、病理现象。学者当悉心细读，才能领悟其义。

太阳病中风，以火劫发汗，邪风更被火热，逼其血气从外流溢，失其行阴行阳之常度[3]。风为阳，火亦为阳，两阳交相熏灼，其身发黄。设阳邪盛于阳位[4]，则犹可乘其势之欲衄，使之从衄而解。至于阳邪盛，乘阴分之虚而深入之，津液干涸，则小便难。而阴气、阳气之流溢者，至此俱觉虚竭，细察其周身全体则无汗而

---

〔1〕旋：不久。
〔2〕印板套语：书本上反复说过的老话。
〔3〕行阴行阳：指营（血）卫（气）的正常运行——营行脉中、卫行脉外。
〔4〕阳位：指在表、在上。

枯燥，但头汗为火热上攻而出，其津液不能周偏[1]，则剂颈而还，邪热内郁，则腹满微喘，邪热上薰，而口干咽烂。其初阳明燥结，或止见不大便，稍久则神乱而谵语，甚者气逆而至哕，其病更深矣。四肢者，诸阳之本，邪热亢盛，则手足躁扰，捻衣摸床，俱为真阴立亡之象，恐非药力所能胜者。必察其小便尚利者，为一线之真阴亡而未亡，其人犹为可治。

此一节言火攻之危证也。汪苓友云：诸家注皆言小便自利。夫上文既言小便难，岂有病剧而反有自利之理？必须用药以探之，其人小便利犹为可治之证；如其不利，治亦罔效矣。此说亦通。

【按】 探法，猪苓汤可用，或茵陈蒿汤亦妙。

【按语】 此通节皆指示危险之证，乃火热之邪耗伤肾之真阴。陈注以小便尚利犹为可治，符合临床实际。至于应用猪苓汤或茵陈蒿汤，探其小便利与不利，尚须结合临床辨证，分清阴阳虚实而抉择之。

伤寒脉浮，为太阳之病，当以麻黄汤化膀胱津液，出诸皮毛而为汗则愈。太阳与君火相合而主神，心为阳中之太阳，医以火迫劫之，遂致亡其上焦君火之阳，神气浮越必惊狂，起卧不安者，以桂枝去芍药，再加蜀漆牡蛎龙骨救逆汤主之。

前条中风火劫其汗，证见亡阴，故小便利为可治。此条伤寒火劫其汗，证见亡阳，难俟阳之自复，故以此汤从手厥阴以复之。凡亡阴中之阳，必用附子以救之；此亡阳中之阳[2]，因火迫劫，又非附子之所宜。

此一节为火逆出其方也。当知手厥阴证之专方，非火逆通用之方也。但汪苓友疑亡阳证恐不能胜蜀漆之暴悍，柯韵伯疑当时另有蜀漆，非常山苗也。愚每以茯苓代之，热盛者以白薇代之。

---

〔1〕周偏：遍于全身。偏，同"遍"。
〔2〕阳中之阳：底本作"阴中之阳"，据宏文阁本改。

桂枝汤去芍药加蜀漆龙骨牡蛎救逆汤

桂枝三两，去皮　甘草二两，炙　生姜三两，切　牡蛎五两　龙骨四两　大枣十二枚，擘　蜀漆四两，洗去腥

上为末，以水一斗二升，先煮蜀漆，减二升；纳诸药，煮取三升，去滓，温服一升。原本为末水煮，必有其故。

病形初作时，绝似伤寒，见恶寒、体痛、无汗等症，其脉似当弦紧。今诊其脉不弦紧而弱，弱者阴不足，阳气陷于阴分，伤其津液，其人口必渴。若被火攻者，津液愈亡，致胃中燥热，必发谵语。然脉弱者，虽不可汗，而见症既有发热，再审其脉弱中见浮，不妨服桂枝汤，啜热稀粥，从养阴法以解之，当汗出愈。

此一节，言脉弱者亦不可以火攻也。

【按】 仲景不出方，程郊倩拟用大青龙汤，未免太过。余注拟用桂枝汤，然于"必渴"二字亦扣不着。今拟小柴胡汤去半夏加栝蒌根，仍与桂枝汤合半用，温覆取微汗较妥。

【按语】 据此条脉证，似以治温病之辛凉合甘寒法为妥。

太阳病，法在发汗。然太阳之汗从下焦血液而生，若以火熏之，则血液伤而不得汗，下焦血液生之于肾，肾伤其人必躁。如经气已周，七日之数复到于太阳之经而不汗解，其火邪下攻则必清血[1]，《内经》云：阴络伤则便血。此因火所致，名为火邪。一本清作圊。

此一节，言火邪之逆于下也。

脉浮热甚，阳气实也，不宜灸而反灸之，此为病证之实。反以陷下之法灸之，是实以虚治，因火而动，必上攻于咽而咽燥，内动其血而唾血。盖火气通于心，《经》云：手少阴之脉，上膈、夹咽是也。火气循经上出于阳络，《经》云：阳络伤则血外溢是也。

―――――――――――

〔1〕清血：大便出血。清同"圊"，古称厕所为圊。

此一节，言邪火之逆于上也。愚按：大黄泻心汤可用，或加黄芩，即《金匮》之正法。

微为虚之脉，数为热之脉，虚热盛则真阴虚，慎不可灸。若误灸之，因致火盛，为邪上攻，则为烦逆。且阴本虚也，更追以火，使虚者愈虚；热本实也，更逐以火，使实者愈实。阴主营血，而行于脉中，当追逐之余，无有可聚之势，以致血散脉中，彼艾火之气虽微，而内攻实为有力，焦胃伤筋，大为可畏。所以然者，筋骨藉血以濡养之。今血被火而散于脉中，血一散则难复也。终身为残废之人，谁职其咎耶[1]？

此一节，言火邪之逆于中也。虚热之人，以火攻散其脉中之血，则难复也、愚按：速用芍药甘草汤，可救十中之一二。

脉浮病在表，宜以汗解。用火灸之，伤其阴血，不能作汗，邪无从出，反因火势而加盛。火性上炎，阳气俱从火而上腾，不复下行，故病从腰以下必重而痹。《内经》云：真气不周命曰痹。此因火而累气，故不名气痹而名火逆也。然未灸之先，岂无自汗而解者？须知欲自解者，必待其自汗。《内经》云：在心为汗。心之血液欲化为汗，必当先烦，乃有汗而解，何以知之？诊其脉浮，为外出之机先见，故知汗出而解也。

此一节，言误灸后之病形，并及未灸前自愈之脉证也。

汗为心液，烧针令其汗，则心液虚矣。针处被寒，核起而赤者，心虚于内，寒薄于外[2]，而心火之色现也。少阴上火而下水[3]，火衰而水乘之，故必发奔豚，其气从少腹上冲心者，灸其核上各一壮，助其心火，并散其寒，再与桂枝加桂汤，其方即于原方更加桂二两，温少阴之水脏，而止其虚奔。

此一节，言外寒束其内火，用火郁发之之义也。汪苓友云：此太阳病未发热之时[4]，误用烧针开发腠理，以引寒气入脏，故用此法。若内有郁热，

---

〔1〕谁职其咎耶：底本作"谁职其然耶"，据宏文阁本改。

〔2〕薄：迫近。

〔3〕少阴上火而下水：此处指心肾关系。上火，手少阴心为君火。下水，足少阴肾为水脏。

〔4〕未发热之时：底本为"未发之热时"，据宏文阁本改。

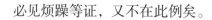

必见烦躁等证，又不在此例矣。

桂枝加桂汤方

桂枝三两　芍药三两　生姜三两　甘草二两　大枣十二枚　牡桂二两

上六味，以水七升，煮取三升，去滓，温服一升。

【按】　桂即桂枝也。本方共五两，已经照数加入二两矣。今坊刻各本有加牡桂二两，相传已久，姑录存参。

火逆之证，颇类胃家病象。医者误认为里实证而下之，下之不愈，因复烧针，是下既夺其里阴，烧针复逼其虚阳，阴阳两相乖离而烦躁者，以桂枝甘草龙骨牡蛎汤主之。

此一节，为火逆烦躁者立交通心肾之方也。

桂枝甘草龙骨牡蛎汤方

桂枝一两　甘草二两　牡蛎二两　龙骨二两

上为末，以水五升，煮取二升半，去滓，温服八合，日三服。为末水煮，即此是法。

太阳伤寒者，若在经脉，当用针刺；若在表在肌，则宜发汗宜解肌，不宜针刺矣。若加温针，伤其经脉，则经脉之神气外浮，故必惊也。即《内经》所谓起居如惊，神气乃浮是也。

张令韶云：自此以上十一节，历言火攻之害。今人于伤寒病动辄便灸，草菅人命，可胜悼哉！

受业薛步云按：火劫发汗，今人少用此法，而荆、防、羌、独、姜、桂、芎、芷、苍、橘之类，服后温覆逼汗，皆犯火劫之禁。读仲景书，宜活看，不可死板。

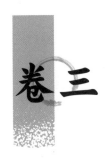

卷三

辨太阳病脉证篇 计五十九节

太阳病，当恶寒发热，今吐伤中气，津液外泄而自汗出，汗出而外证亦微，不恶寒发热，脾胃之气不足，而关上之脉见微细虚数者，此非本病，以医者吐之之过也。一二日吐之者，以二日为阳明主气之期，吐之则胃伤而脾未伤，故脾能运而腹中饥，胃不能纳而口不能食；三四日吐之者，以四日为太阳主气之期，吐之则脾伤而胃未伤。脾伤则不胜谷，故不喜糜粥；胃未伤仍喜柔润，故欲食冷食。朝为阳，胃为阳土，胃阳未伤，故能朝食；暮为阴，脾为阴土，脾阴已虚，故至暮吐，所以然者，以医误吐之所致也。前伤胃而不伤脾，后伤脾而不伤胃，非脾胃两伤之剧证，此为小逆。

此一节，言病由误吐，一时气逆使然。后人拟用大小半夏汤，然却不知仲师无方之妙[1]。

【述】 此章凡四节，皆言吐之失宜而变证有不同也。

太阳病不当吐而吐之，但太阳病原当恶寒，今吐后反不恶寒，不欲近衣者，此为吐之伤上焦心主之气，阳无所附而内烦也。

此一节，言吐之不特伤中焦脾胃之气，亦能伤上焦心主之气也。

---

[1] "妙"：下原有 "法" 字，据宏文阁本删。

病人脉一息六七至，其名曰数，数为热证，与虚冷之证不同。如数果为热，热当消谷而引食，而反见作吐者，此非热也。以过发其汗，令阳气外微，阳受气于胸中，故膈中之气亦虚，脉乃数也。数为外来之客热，非胃中之本热。无热不能消谷，以胃中虚冷，故吐也。

上二节之吐，言以吐致吐；此节之吐，言不以吐而致吐也。

病证在疑似不可定之际，必求诸病人之情。太阳病，既已过经不解，当辨其病留于何经之分，而不必泥于所值之气。约计十有余日，或留于阳明之分，则心下温温欲吐，而胸中痛，以心下与胸中为阳明之所主也；或留于太阴之分，则大便反溏，而腹微满，以大便与腹为太阴之所主也。胃络上通于心，脾脉又上膈注心，脾胃不和，故郁郁微烦。然以上诸证，或虚或实，不无疑议，必须审病人之情。先此十余日之时，自料其病若得极吐极下，而后适其意者，此胃实也，可与调胃承气汤微和胃气；若不尔者，为虚证，则不可与。若但欲呕，而无心下温温证[1]；但胸中痛，而无郁郁微烦证；但微溏，而无腹满证者，此且非柴胡证，况敢遽认为承气证乎？然则承气证从何处而得其病情乎？以其呕即是温温欲吐之状，故知先此时自欲极吐下也。

此一节，言病证在疑似之间，而得其欲吐之情为主，兼参欲下以定治法。甚矣！问证之不可不讲也。

太阳病六日已过，而至七日，正当太阳主气之期。表证仍在，脉则宜浮，今脉微而沉，是邪不在表而在里矣。太阳之病，内传多在胸膈，今反不结胸，是病不在上而在下矣。其人发狂者，邪热内盛逼乱神明也。此证以热在下焦，小腹当硬满。然小便与血，皆居小腹，蓄而不行，皆作硬满。若小便自利者，知不关膀胱之气分，而在于冲任之血分，必用药以下其血乃愈。所以然者，以太阳之表热随经而瘀热在少腹之里故也，以抵当汤主之。

---

[1]温温证：形容胃气上逆欲吐之状。

此与桃核承气证不同，彼轻而此重。彼为热结膀胱，乃太阳肌腠之邪从背脊而下结于膀胱；此为瘀热在里，乃太阳肤表之邪从胸中而下结于少腹也。

抵当汤方

水蛭三十个，熬　虻虫三十个，熬，去翅　桃仁三十个，去皮尖[1]　大黄三两，酒浸

上四味，剉如麻豆，以水五升，煮取三升，去滓，温服一升。不下再服。

血之与水，以小便之利与不利分之，请再申其说：太阳病，从胸而陷于中土，故身黄，脉沉结，少腹硬，小便不利者，乃脾气不能转输，水聚于少腹，为无血也；而小便自利，其人如狂者，非水聚，为血聚，血证谛也。必谛审其果是血证，方可以抵当汤主之。否则，不可姑试也。

此一节，申明上文"小便自利"之义也。喻嘉言云：此条乃法中之法也。见血证为重病，抵当为重药。后人辨证不清，不当用而误用，与夫当用而不用，成败在于反掌，故重申其义也。

《内经》云：今夫热病者，皆伤寒之类也。伤寒有热，至所有之热，皆归于少腹。故少腹满，应小便不利，今反利者，热归血海，为有血也。但血结阴位[2]，卒难荡灭[3]，投药过多，恐伤中气，故当缓缓下之；然又恐药力太微，病根深固难拔，故应用之药，宜尽数以与之，不可更留余药，宜抵当丸。

此一节，变汤为丸，分两极轻，连滓而服，又法外之法也。

抵当丸方

水蛭二十个，熬　虻虫二十五个，熬去翅　桃仁二十个，去皮尖　大黄三两，酒浸

---

〔1〕三十个，去皮尖：宏文阁本作"桃仁二十个，去皮尖"。
〔2〕阴位：这里指少腹、下焦。
〔3〕卒：同"猝"，急也。

上四味，杵分为四丸。以水一升煮一丸，取七合服之。晬时当下血，若不下者，更服。晬时，周时也。

虽然辨蓄血者，既以小便利为断矣。然不详审其主证，而并辨其兼证，恐专执小便利之一说，概认为血证，亦非辨证之法。《内经》云：饮入于胃，游溢精气，上输于脾，脾气散精，上归于肺，通调水道，下输膀胱。故太阳病，小便利者，以其人饮水之多，夫饮水多而小便利，则水气下泄，应无心下悸之病矣；若不下泄而上凌，必心下悸，心恶水制也。是以小便少者，气不施化，必苦里急也。岂独血证然哉？

张钱塘云：上节以小便利不利，而辨其血之有无；此又以小便之多少，而验其水之有无，并以结前三节之意，以见不可概认为血证。其章法之精密如此。

问曰：吾闻太阳主开，病竟有不能出入内外，而固结于胸为结胸；少阴主枢，竟不能枢转出入，而固结于脏为脏结，其病状何如？答曰：结有正有邪 太阳之正气与邪气共结于胸膈有形之间，故按之则痛。寸以候外，太阳主皮毛，故寸脉浮；关以候中，病气结于胸中，故关脉沉，此名曰结胸也。

张钱塘云：此章论结胸、脏结、痞气之证，直至病胁素有痞方止。其中有经气之分、阴阳之异、生死之殊，学者所当细心体会也。

何谓脏结？答曰：胸虽不结，阴邪逆于心下，其外如结胸之状，而内则发于少阴，不如结胸之发于太阳也。上不涉于胸胃，故饮食如故；下干于脏气，故时时下利。寸脉浮，为少阴之神气浮于外也；关脉小细，为少阴之脏气虚于内也；沉紧为少阴之脏气结于内也，若此者名曰脏结。舌为心之外候，其舌上白苔滑者，阴寒甚于下而君火衰于上也，病为难治。

脏结之状既明，而脏结之证不可不讲。脏结发于少阴，少阴上火下水，本热标寒，必得君火阳热之化则无病。今不得其热化，则为脏结无阳证。少阴主枢，今病不见往来寒热，是少阴之阳气不能从枢以出也。阳动而阴静，故其人反静。舌上苔滑者，为君火衰微，而阴寒气盛，不得不切戒之曰：不可攻也。

此承上文而言脏结之证也。

少阴上火而下水，其气交会于阳明中土，故脉现于关。沉与结胸无异，而小细紧为脏阴虚寒结证所独也。

【按】 程郊倩云：浮为寒伤表脉，沉为邪入于里脉。上节单言沉，沉而有力也；此节兼沉小细紧而言，脉之分别如此。

今试言结胸之因，并详其状而及其治。病发于太阳，太阳主外，宜从汗解，而反下之，则热邪乘虚而入，结于胸膈有形之间，因作结胸；病发于少阴，少阴主里，当救其里，而反下之，邪若结于下，则为脏结矣。今不结于脏，而结于心下，因而作痞。痞证发于阴，原无下法，不以下之迟早论也，其证治另详于后。

而阳证之所以成结胸者，以下之太早故也。试再由其因而更详其状。太阳之脉上循头项。

今结胸者，气结于内，遂不外行于经脉，以致经输不利，其项亦拘紧而强，有如柔痉反张之状。下之，令内之结气一通，则外之经输自和，宜大陷胸丸方。

张钱塘云：此言结胸、脏结之所因，而于脏结之中，复又推言痞结，以见痞之同发于阴，而不与脏结同者，脏结结于下，而痞结结于上也。结于下者，感下焦阴寒之气；结于上者，感上焦君火之化也。

大陷胸丸方

大黄半斤　葶苈半升，熬　芒硝半升　杏仁半升，去皮尖，熬黑

上四味，捣筛二味，纳杏仁、芒硝，合研如脂，和散，取如弹丸一枚；别捣甘遂末一钱匕，白蜜二合，水二升，煮取一升。温，顿服之。一宿乃下，如不下，更服，取下为效。禁如药法。

然亦有不可下者，当以脉为断。结胸证，寸脉当浮，关脉当沉。今诊其脉竟浮而大者，浮为在外，大为正虚，邪结于中，而正气反虚浮于外，定不可下；若误下之，里气一泄，正气无所依归，外离而内脱，则涣散而死。

此言结胸证乃太阳之正气合邪气而结于内。若脉见浮大，是邪实固结

于内，正虚反格于外也。

张钱塘云：正者主也，客者邪也，正邪并结者，客留而主人仍在，故可下之；邪结于中，而正反格于外者，主人去而客留，故不可下也。

然又有不因误下而定其危者。结胸证，外则项强如柔痉状，内则按之痛，诸证悉具，而且病发于太阳，竟动少阴之气化而为烦躁者，阳病入阴，虽未误下，亦死。

此一节，从上节危脉之外而补言危证也。

太阳中风之病，诊其脉浮而动数。风性浮越，故浮则为风；风为阳邪，故数则为热；阴阳相搏，故动则为痛；邪盛则正虚，故数则为虚。病太阳之肌表，则头痛；得标阳之热化，则发热；凡伤风必自汗，汗少则恶风，汗出多亦必恶寒。原无盗汗之证，盗汗亦无恶寒之证，今微盗汗出，而反恶寒者，乃中风稽久之证。虽不若初中之重，而要其表邪未尝解也[1]。医反下之，表邪乘虚内入，故动数之脉变迟，邪气与膈气在内相拒而痛，胃中被下而空虚，客气无所顾忌而动膈，膈上为心肺，主呼气之出；膈下为肝肾，主吸气之入。今为客气动膈，则呼吸之气不相接续，故短气；上下水火之气不交，故烦躁，烦躁之极，则心中懊憹，此皆太阳之气随邪气而内陷，心下因硬，则为结胸，以大陷胸汤主之。若不结胸，而陷于太阴湿土之分，则湿热相并，上蒸于头，但头汗出，津液不能旁达，余处无汗，剂颈而还，若小便不利，湿热因无去路，郁于内而熏于外，身必发黄也。

此一节，言中风误下而成结胸也。

大陷胸汤方

大黄六两，去皮　芒硝一升　甘遂一钱匕

上三味，以水六升，先煮大黄，取二升，去滓；纳芒硝，煮一两沸；纳甘遂末，温服一升。得快利，止后服。

结胸亦有不因下而成者。伤寒六日，为一经已周。至七日，又当来复于太阳，不从

[1]要：要点，关键所在。

表解，而结于胸，则伤寒之邪郁而为热实，其证重矣。又诊其脉沉而且紧，沉为在里，紧则为痛为实。今心下痛，按之如石之硬者，非他药所可攻，必以大陷胸主之。

此一节，言伤寒不因下而亦成结胸也。

太阳伤寒十余日，热结在里，盖胸中为太阳之里也[1]。若得少阳之枢转，复作往来寒热者，乃太阳藉枢转之机，仍欲外出，可与大柴胡汤，迎其机以导之。若不往来寒热，但结胸，而无大热者，此为太阳寒水之气不行于肤表，而内结在胸胁也。身上俱无汗，但头上微汗出者，水逆于胸而不能外泄也，以大陷胸汤主之。令水气泄于下而正气运于上，则枢转亦利矣。盖大柴胡汤为枢转之捷剂，而大陷胸汤为泄邪之峻药，虽不能转枢，然邪去而枢转亦何难之有？

张钱塘云：此言太阳不能从枢以外出，以致水逆于胸而成结胸也。太阳寒水之气，内出于胸膈，外达于皮肤，从枢以外出，则有往来寒热之象，不能从枢以出，而结于胸膈有形之间，则无形寒水之气，遂结而为有形之水矣。

太阳病，重发汗而复下之，亡其津液，津液亡于下，故不大便。自不大便起，计有五六日，又值阳明主气之期，津液亡于上，故舌上燥而渴，阳明旺于申酉，日晡所小有潮热，是兼见阳明之燥证。然从心下至少腹硬满而痛，不可近者，则知阳明又不如此危恶，承气汤恐不能四面周到，以大陷胸汤主之。

此一节，言汗下亡其津液而成燥结胸之证也。张钱塘云：《内经》谓二阳为维，谓阳明统维于胸腹之前也。夫太阳由胸膈而出入，是胸膈为太阳出入之门户。心下至少腹，又阳明之所纲维，两经交相贯通，故病太阳兼有阳明潮热之证也。

然结胸证又有大小之分也。小结胸病止从胸而结于胃络，正在心下，不比大结胸之高在心间，且不在少腹也。邪在络脉，按之则痛，不比大陷胸之痛不可按也。脉浮而

―――――――――――――――

[1]胸中为太阳之里：胸为阳位，太阳寒水之气内出于胸膈，外达于皮肤，故云。

滑者，浮为在外，滑则为热，里虽结热，而经气仍欲外达之象，以小陷胸汤主之。

此从结胸证中而又分出小结胸证也。

小陷胸汤方

黄连一两　半夏半升，洗　栝蒌实大者一个

上三味，以水六升，先煮栝蒌，取三升，去滓，纳诸药，煮取二升，去滓，分温三服。

小结胸之病，虽曰止在于胸，而经气则上下而相通。太阳病过二日，而至三日，正当少阳主气之期，而不能得少阳枢转，无以自达，遂觉卧不安而不能卧，起不安而但欲起，病气不能外转，心下必至内结，诊其脉微弱者，此太阳之本有寒分也，何以言之？太阳本寒而标热，病反其本，治亦反其本。今病还是本寒，医者误认为标热而反下之，若利止，邪不下而即上，必作小结胸；利未止者，当四日太阳主气之期复下之，气随下陷，变本寒而为标热，则太阴脾家之腐秽遂从此发作，而协太阳之标热而下利也。

此一节，言小结胸而复推上下之经气相通也。

经气不独上下相通，而内外相通可因脉而知其证。太阳病外证未罢，必不可下，若误下之，其邪陷入，变证不一。若其脉促，为阳邪甚于内，欲出不能出，虽不作结胸者，胸中必有邪恋。言不结者，易于散越，此为欲解而未解也。

若脉浮者，病干上焦，其脉道近此。太阳病下之太早，故必结胸也。脉紧者，伤寒脉紧，此因下而不下，迫于咽喉，故必咽痛；脉弦者，是邪陷于中，枢机不转，故必两胁拘急；脉细数者，细属阴，数主热，是阳邪陷入少阴，为两火相炎[1]，故头痛未止；脉沉紧者，沉属里，紧主寒，太阳寒邪侵入阳明，故必欲呕；脉沉滑者，沉属里，滑为水[2]，太阳之邪陷于太阴，水流湿也，故协热利；脉浮滑者，浮主风，滑主热，风性浮动，干动厥阴，故必下血。

---

〔1〕两火相炎：阳邪之火侵害少阴君火，火上加火。

〔2〕滑为水：滑脉主痰饮。若脉见沉滑，沉主里，必里有水湿。

上节言上下经气之相通，此节言内外经气之相通也。

内因之水结而不散，则为结胸之证；而外因之水入于皮肤，亦有小结胸之患。病在太阳之表，应以汗解之。医者反以冷水潠之；若于病人通身浇灌之，其在表之阳热被冷水止却不得去，较未用水之前，弥更热而益烦；热因水阻，则汗孔闭而肉上结粒如粟起；热却于内，故意欲饮水。外寒制其内热，反不作渴者，宜服文蛤散渗散其水气。若不差者，与五苓散，助脾土以转输，仍从皮肤而散。如水寒实于外，阳热却于内，而为寒实结胸，无肌表之热证者，与三物小陷胸汤，苦寒泄热，为反治之法；至若白散辛温散结，为从治之法，亦可服。

此一节，于小结胸外又补出寒实结胸证也。

文蛤散方

文蛤五两

上一味为散，以沸汤和一钱匕服，汤用五合。

白散方

桔梗三分　巴豆一分，去皮心，熬黑，研如脂　贝母三分

上三味为散，纳巴豆，更于臼中杵之，以白饮和服。强人半钱匕，羸者减之。病在膈上必吐，在膈下必利。不利，进热粥一杯；利过不止，进冷粥一杯。

身冷，皮粟不解，欲引衣自覆者，若水以噀之洗之，益令热却不得出，当汗而不汗则烦。假令汗出已，腹中痛，与芍药三两，如上法。

既有结胸之证，亦即有如结胸之证。太阳与少阳并病，二阳之经脉交会于头项，受邪则头项强痛，二阳之经脉皆起于目而行于头，受邪则目或旋晕而眩，头如复戴而冒。夫病在太阳则结胸，病在少阳则胁下痞硬。今两阳并病，原非结胸之证，而时如结胸，不为胁下痞硬，而为心下痞硬者，当刺大椎第一间以泄太少并病之邪。不已，更刺肺俞以通肺气，斯膀胱之气化行而邪自不留；复刺肝俞，以泻少阳之邪，盖以胆与肝相表里也。慎不可发汗，以竭其经脉之血津。倘若误发其汗，则经脉燥热而谵语，相火炽盛而脉

弦。若五六日谵语不止，六日值厥阴主气之期，恐少阳之火与厥阴之风相合，火得风而愈炽矣，当刺肝之期门，迎其气以夺之[1]。

此二节，言太阳少阳并病，涉于经脉而如结胸，宜刺以泻其气也。（并者，犹秦并六国，其势大也）

【按】　《图经》云：大椎一穴在第一椎上陷中，手足三阳督脉之会，可刺入五分，留三呼泻五吸。（肺俞二穴，在第三椎下，两旁相去二寸五分，中间脊骨一寸。连脊骨算，实两旁相去各二寸，下仿此。）足太阳脉气所发，可刺入三分，留七呼，得气即泻，肥人可刺入五分。肝俞二穴，在第九椎下，两旁相去各一寸五分，宜照上实折，可刺入三分，留六呼。（期门二穴见上章）

病在经脉而如结者[2]，不独男子也。妇人中风，发热恶寒，当表邪方盛之际，而经水适来。盖经水乃冲任厥阴之所至，而冲任厥阴之血，又皆取资于阳明。今得病之期，过七日而至八日，正值阳明主气之期，病邪乘隙而入。邪入于里，则外热除而脉迟身凉，已离表证，惟冲任厥阴俱循胸胁之间，故胸胁下满，如结胸之状，而且热与血搏，神明内乱而发谵语者，此为热入血室也。治者握要而图，只取肝募，当刺期门，随其实而泻之。何以谓之实？邪盛则实也。

此节合下一节，皆言妇人热入血室。病在经脉，状如结胸者，正可以互证而明也。

经水未来，因病而适来者，既明其义矣。而经水已来，因病而适断者何如？妇人中风七八日，业已热除身凉，而复续得寒热，发作有时；其经水已来而适断者，果何故哉？盖以经水断于内，则寒热发于外，虽与经水适来者不同，而此亦为热入血室。其血为邪所阻则必结，结于冲任厥阴之经脉，内未入脏，外不在表，而在表里之间，仍属少阳，故使如疟之状，发作时，以小柴胡汤主之。达经脉之结，仍藉少阳之枢以转之，

----

[1] 迎其气以夺之：逆着经气针刺，以泻其邪气。
[2] 如结者：应是"如结胸者"。

俾气行而血亦不结矣。

此一节，承上文而言中风热入血室，其经水已来而适断，当知异中之同、同中之异，各施其针药之妙也。

热入血室，不独中风有之，而伤寒亦然。妇人伤寒，寒郁而发热，当其时经水适来，过多不止，则血室空虚，而热邪遂乘虚而入之也。昼为阳而主气，暮为阴而主血。今主气之阳无病，故昼日明了；主血之阴受邪，故暮则谵语如见鬼状者，医者当于其经水适来而定其证曰：此为热入血室，非阳明胃实所致也。既非阳明胃实，则无以下药犯其胃气及上二焦。一曰胃脘之阳不可以吐伤之，一曰胃中之汁不可以汗伤之。惟俟其经水尽，则血室之血复生于胃府水谷之精，必自愈。慎不可妄治以生变端也。

此一节，言妇人伤寒之入于血室也。郭白云云：前证设不差，服小柴胡汤。柯韵伯云：仍刺期门。

再由此而推言乎诸结：伤寒六日已过．至于七日，又值太阳主气之期。发热，病在太阳之标气；微恶寒，病在太阳之本气。病气不能从胸而出入，结于经脉之支、骨节之交，故支节疼痛，经气郁而欲疏，故微呕；不结于经脉之正络，而结于支络，故心下支结。外证未去者，以其寒热犹在也，以柴胡桂枝汤主之。取其解外，又达太阳之气，而解支节之结。

此一节，言太阳之气化而结于经脉之别支也。

柴胡桂枝汤方

柴胡四两　桂枝　黄芩　人参各一两半　甘草一两，炙　半夏二合半，洗　芍药一两半　大枣六枚，擘　生姜一两半，切

上九味，以水七升，煮取三升，去滓，温服。

【按语】　唐容川曰：发热恶寒，四肢骨节疼痛，即桂枝证也。呕而心下支结，即心下满，是柴胡证也。"外证未去"句，以明柴胡证是病将入内而桂枝证尚在，不得单用柴胡汤，宜合桂枝汤治之。（见《伤寒论浅注补正》）唐氏所云，比较符合临床实际，可供参考。

支结之外，又有微结。**伤寒过五日而至六日，为厥阴主气之期。**《经》云：厥阴之上，中见少阳。已发汗而复下之，则逆其少阳之枢不得外出，故胸胁满不似结胸证之大结，而为微结，气不得下行，故小便不利。《经》云：少阳之上，火气治之，故渴；无枢转外出之机，故渴而不呕；热结在上而不在下，故别处无汗而**但头汗**被蒸而出；少阳欲枢转而不能，故为往来寒热。心烦者，少阳与厥阴为表里，厥阴内属心包，而主脉络故也。总之。太阳之病，六日而涉厥阴之气，不能得少阳之枢以外出，若此，**此为未解也，**以**柴胡桂枝干姜汤主之。**此汤达表、转枢、解结、止渴、理中，各**丝丝入扣**。

此一节，言太阳病值厥阴主气之期而为微结也。

柴胡桂枝干姜汤方

柴胡半斤　桂枝三两　干姜二两　栝蒌根四两　黄芩三两　牡蛎二两　甘草二两，炙

上七味，以水一斗二升，煮取六升，去滓再煎，取三升，温服一升，日三服。初服微烦，复服汗出便愈。

微结中，又有阳微结之不同于阴结者，不可不知。**伤寒**太阳证五日为少阴主气之期，而六日，为厥阴主气之期，气传而病不传，仍在太阳之经。太阳之气上蒸，故头汗出；太阳之本气为寒，故微恶寒；太阳标阳之气不外行于四肢，故手足冷，此皆太阳在表之证也。心下满，口不欲食，大便硬，此皆太阳传里之证也。太阳之脉不宜细，今竟见**脉细**者，何也？细为少阴之脉，今以阳而见阴，则阳转微，**此为阳微结，**故见证必有表之头汗出、微恶寒、手足冷，复有里之心下满、不欲食、大便硬也。由此言之，随证以审脉则可，若舍证以言脉，则同类之可疑者不少。不独脉细为在里，即脉沉，亦为在里也。虽然随证审脉，既不可以板拘，而病证互见，又何以自决？惟于切实处决之。今于头汗出一症，既可定其结为阳微。假令为少阴之纯阴结，不得复有外证，悉入在里，而见痛引少腹入阴筋之证矣。此证犹幸为半在里半在外也。脉虽沉紧，究不得为少阴脏结之病，所以然者，三阴之经络剂颈而还。少阴证不得有头汗，今头汗出，故知为太阳之枢滞，非少阴之脏结也，可与小柴胡汤以助枢转，而里外之邪散矣。设外解而

里不了了者，胃气不和也，得屎而解。此阳微结之似阴而要不同于阴结者如此。此可变小柴胡汤之法为大柴胡汤。

此一节，言阳微结之似阴，虽见里脉，而究与少阴之纯阴结有辨也。

小柴胡证、大陷胸证既各不同，而痞证更须分别。太阳伤寒至五日，为少阴主气之期，六日，为厥阴主气之期。大抵五、六日之间，是少、厥、太三经之交也。太阳主开，呕而发热者，欲从枢外出之象，其余皆为柴胡证悉具，医者不用柴胡，而以他药下之，下之犹幸其不下陷，所具之柴胡证仍在者，可复与柴胡汤。此虽已下之，却不为逆。服药之后，正气与邪气相争，正气一胜，则邪气还表，必蒸蒸而振，蒸蒸者，三焦出气之象；振者，雷击地奋之象；却发热汗出而解，少阳枢转气通于天也。若下之心下满而硬痛者，此为结胸也，宜大陷胸汤主之。但满而不痛者，乃病发于阴，误下之后而成，此为痞，痞证感少阴之热化，无少阳之枢象，柴胡不中与之，宜半夏泻心汤。

此一节，复以小柴胡证、大陷胸证，夹起痞证，言大陷胸不可与，即柴胡亦不可与也。特出半夏泻心汤一方，以引起下文渚泻心汤之义。

半夏泻心汤方

半夏半升，洗　黄芩　干姜　甘草炙　人参以上各三两　黄连一两　大枣十二枚，擘

上七味，以水一斗，煮取六升，去滓，再煮取三升，温服一升，日三服。

结胸、痞证，由于误下所致，可知下之不可不慎也。太阳少阳并病，宜从少阳之枢转。医者不知枢转之义，而反下之，逆其枢于内，则成小结胸，心下硬；枢逆于下，则下焦不合而下利不止；枢逆于上，则上焦不纳而水浆不下；枢逆于中，则中焦之胃络不和，故其人心烦。此并病误下之剧证也。

此一节，言太阳少阳并病误下之剧证也。

受业薛步云云：误下后太少标本、水火之气不能交会于中土。火气不归于中土，独亢于上，则水浆不下，其人心烦；水气不交于中土，独盛于下，则下利不止。此不可用陷胸汤，即小柴胡亦未甚妥，半夏泻心汤庶几近之。

知并病之不可以误下也，亦知阴证更不可以误下乎？伤寒病，在表则脉浮而在阴则为紧，浮中见紧者，可以定其为少阴之表证矣。何以言之？少阴篇云：少阴病，得之二、三日，麻黄附子甘草汤微发其汗。以二、三日无里证，故微发汗是也。医者不知，微发其汗而复下之，其紧初见于浮分者，旋而反入于里，变为沉紧。病发于阴而误下之则作痞，痞之所由来也。但痞与结胸异，彼以按之自鞕，此以按之自濡；彼为有形之结痛，此但无形之气痞耳。

此一节，申言痞证之因。

痞证间有风激水气而成者，自当分别而观。太阳中风，动其寒水之气，水气淫于下则下利，水气淫于上则呕逆。然风邪在表，须待表解者，乃可从里攻之。若其人内水渗溢，则漐漐汗出；水有潮汐，则汗出亦发作有时。水搏则过颡[1]，水激则在山，故为头痛。水饮填塞于胸胁，则心下痞而硬满，又引胁下而作痛。水邪在中，阻其升降之气，上不能下，则干呕；下不能上，则短气，历历验之，知里证之未和。惟此汗出之，不恶寒之另为一证者，即于不恶寒中知表证之已解，因从而断之曰：如表解里未和也，以十枣汤主之。

此一节，于痞证外论及太阳中风激动其寒水之气而为痞也。漐，音蛰，汗出如小雨不辍貌。

十枣汤方

芫花熬　甘遂　大戟　大枣十枚，擘

上三味，等分，各别捣为散。以水一升半，先煮大枣肥者十枚，取八合，去滓，纳药末。强人服一钱匕，羸人服半钱，温服之，平旦服。若下后病不除者，明日更服加半钱。得快下利后，糜粥自养。

痞证间有汗下虚其阴阳而成者，亦当分别而观。太阳病，在肌腠者宜桂枝汤以解肌。医者误以麻黄汤发汗，徒伤太阳之经而虚其表，遂致发热恶寒，比前较甚。若再用桂枝汤，啜热稀粥法则愈矣。医者不知，因复下之，更伤太阴之脏而虚其里，心下作痞。责

〔1〕颡（sǎng 嗓）：额，脑门子。

之表里俱虚[1]，阴气与阳气并竭，并竭则不交而为痞矣。且夫阴阳之为义大矣哉！自其浅言之，则气阳也，血阴也；自其深言之，阳有阳气，而阴亦有阴气。阴气为无形之气，随阳气循行于内外，不同于有形之阴血独行于经脉之中也。阴血止谓之阴，阴气谓之为阴亦可谓之为阳。此证无阳则阴独，其理虽奥，医者不可以不明。倘复加烧针，以强助其阳，火气因攻于胸而为烦。土败而呈木贼之色，其面色青黄，脾伤而失贞静之体，其肌肤眴动而不安者，难治；今面色不青而微黄，是土不失其本色也。手足温者，犹见土气灌溉于四旁也，病尚易愈。

此一节，言汗下伤阴阳之气而成痞者，不可更用烧针也。

今闽、粤、江、浙医辈，不敢用麻黄汤，而代以九味羌活汤，香苏饮加荆、防、芎、芷、炮姜之类，视麻黄汤更烈。

痞发于阴，实感少阴君火之气而成。故其病心下不通而痞，以手按之，却不硬而濡，此病在无形之气也。诊其脉却不同误下入里之紧。关脉之上浮者，以关上为寸，浮为上升。此少阴君火亢盛之象，以大黄黄连泻心汤主之，泻少阴亢盛之火而交于下，则痞结解矣。

此一节，言痞感少阴君火之气而成，出其正治之方也。此外各泻心法，皆因其兼证而为加减也。

大黄黄连泻心汤方

大黄二两　黄连一两

上二味，以麻沸汤二升，渍之，须臾绞去滓，分温再服。

痞为少阴本热火亢，而有复呈太阳本寒为病者，亦须分别。心下痞，为少阴君火内结之证；而复恶寒，乃得太阳本寒之气；而且汗出者，为太阳本寒之甚而标阳又虚，难以自守之象，以附子泻心汤主之。盖以太阳、少阴，标本相合、水火相济，本气中自有阴阳水火，非深明阴阳互换之理者，不可以语此。

---

〔1〕赍：底本作"赏"，据宏文阁本改。

附子泻心汤方

大黄二两　黄连　黄芩各一两　附子一枚，炮去皮，破，别煮取汁

上四味，切三味，以麻沸汤二升，渍之，须臾绞去滓，纳附子汁，分温再服。

水火不交，其作痞固也，而土气不能转运者，亦因而作痞。太阳之本寒也，伤寒中风，但见恶寒之本病，不见发热之标病，汗之宜慎，而下更非所宜。医者不知其病止在本，汗后复以承气之类下之，故心下痞，与泻心汤欲泄其阳痞，而痞竟不解。所以然者，汗伤中焦之汁，下伤中宫之气，脾虚故也。脾虚不能上升而布津液，则其人渴而口中燥，烦，脾虚不能下行而调水道，则其人小便或短赤或癃闭而不利者，以五苓散主之。

上节言水火不交而成痞，此言土不灌溉而亦成痞也。

脾不和者既因以成痞矣，而胃不和者亦然。伤寒汗出，外邪已解之后，惟是胃中不和，不和则气滞而内结，故为心下痞硬；不和则气逆而上冲，故为干噫。盖胃之所司者，水谷也，胃气和则谷消而水化矣。兹则谷不消而作腐，故为食臭；水不化而横流，故为胁下有水气。腹中雷鸣，下利者，水谷不消，糟粕未成而遽下。逆其势则不平，所谓物不得其平则鸣者是也。以生姜泻心汤主之。

上节言脾不转输而成痞，此节合下节皆言胃不和而亦成痞也。

生姜泻心汤方

生姜四两，切　甘草三两，炙　人参三两　干姜一两　黄芩三两　半夏半升，洗　黄连一两　大枣十二枚，擘

上八味，以水一斗，煮取六升，去滓，再煎取二升，温服一升，日三服。

然而胃不和中，又有误下之虚证。太阳病，或伤寒或中风，不应下者，医反下之，虚其肠胃，则水寒在下而不得上交，故其人下利，日数十行，谷不化，腹中雷鸣；火热在上而不得下济，故其人心下痞硬而满，干呕，心烦不得安，此上下水火不交之理本来深奥，医者不知，只见其心下痞，谓邪热之病不尽，复误下之，则下者益下，上者益上，其痞益甚。此非热结，但误下以致胃中虚，客气乘虚上逆，故使心下硬也，以甘草泻心汤主之。此交上下者，调其中之法也。

此一节，承上节胃不和而言胃中虚之证也。

甘草泻心汤方

甘草四两　黄芩三两　干姜三两　半夏半升，洗　大枣十二枚，擘　黄连一两

上六味，以水一斗，煮取六升，去滓；再煎取三升，温服一升，日三服。

痞不特上中二焦之为病也，即下焦不和亦能致痞。伤寒，服攻下之汤药，下后则下焦之气下而不上，故下利不止；上焦之气上而不下，故心下痞硬。伊圣泻心汤所以导心下之火热而下交也[1]。服泻心汤已，则心下之痞满既除，而上中之气亦和矣。复以他药下之，则下焦之气益下而不能上，故利不止。医又认为中焦虚寒，以理中汤与之，利益甚。盖理中者，温补脾胃，其效专理中焦，此利不在中焦，而在下焦，当以赤石脂禹余粮汤主之。复利不止者，法在分其水谷，当利其小便。

此一节，言下焦不和以致痞，发千古所未发。

赤石脂禹余粮汤方

赤石脂一斤，碎　禹余粮一斤，碎

上二味，以水六升，煮取二升，去滓，分三服。

下后致痞，言之详矣，而发汗在吐下之后而成痞者奈何？伤寒吐下后，又发其汗，则夺其经脉之血液而为汗矣。心主血故虚烦，心主脉，故脉甚微，八日值阳明主气之期而从合，九日值少阳生气之期而不能枢转，故心下痞硬，而胁下亦痛。甚至阴虚阳亢，虚气上冲于咽喉，血不上荣头目，时形其眩冒。经脉动惕者，以吐下之后而汗之，则经脉之血告竭，而筋遂无所养也。久而不愈，恐肢体不为我用而成痿。

此一节，虽吐下与汗并言，却重在误汗一边。

汗吐下后病已解，而尚有痞、噫之证未除者，不可不备其治法。伤寒发汗，若吐若下，解后，心下痞硬，噫气不除者，此中气伤而虚气上逆也，以旋复代赭石汤主之。

---

〔1〕伊圣：即伊尹，此借指张仲景。

此节言治病后之余邪，宜于补养中寓散满镇逆之法。

旋复代赭石汤方

旋复花三两　人参二两　生姜五两，切　代赭石一两　大枣十二枚，擘　甘草三两，炙　半夏半升，洗

上七味，以水一斗，煮取六升，去滓；再煎取三升，温服一升，日三服。

下之太早，为结胸，为痞，此证之常也。而证之变者，又当别论。太阳温病、风温证，热自内发，宜用凉散而托解之，不宜下之太早也。下后，虽不作结痞等证，而下之太早，其内热尚未归于胃腑，徒下其屎，不下其热，热愈久而愈甚矣。欲解其热，必不可更行桂枝汤，以热增热。须知温病风温证，为火势燎原而莫戢[1]。若火逼于外，则蒸蒸而汗出；火逆于上，则鼾齁[2]而作喘。内热已甚，而外反见其无大热者，可与麻黄杏子甘草石膏汤，顺其势而凉解之。此下后不干结痞而另有一证也。

此一节，因上下文皆言下后之证，亦姑备此证以参观也。诸本皆疑其错简，或谓其传写之误，然汉季及晋，为时未久，不可与秦以前之书并论。余读书，凡遇有不能晓悟之处，皆自咎识见不到，不敢辄以错简等说自文。

下后表证未解而作痞，不无里寒、内热之分。试言其里寒，太阳病不用桂枝汤解肌，外证未除，医者卤莽而数下之。致虚胃气，虚极则寒。中气无权，既不能推托邪热以解肌，遂协同邪热而下利；利下不止，胃阳愈虚，而阴霾之气愈逆于上，弥漫不开，故心下痞硬。此为表里不解者，以桂枝人参汤主之。

此一节合下节，皆言太阳表里不解而成痞也。弟宾有按：此"协热"二字与别处不同。盖由肌热不从外解，故其方不离桂枝。

桂枝人参汤方

桂枝四两　甘草四两，炙　白术三两　人参三两　干姜三两

---

〔1〕戢（jí 辑）：收敛，停止。

〔2〕鼾齁：鼻息声。

上五味，以水九升，先煮四味，取五升；纳桂，更煮取三升，温服一升。日再服，夜一服。

试言其内热，伤寒大下之后，复发其汗，则太阳之气逆于心胸，故心下痞，而恶寒之症仍在者，为表未解也。夫从外而内者，先治其外，后治其内，故不可攻痞，当先解表，必俟不恶寒之表证尽解，乃可以攻其痞。解表宜桂枝汤，攻痞宜大黄黄连泻心汤。

此一节，汪苓友谓其重出，而不知仲师继上节而复言之，以见表之邪热虽同，而里之变证各异。且表里同治，有用一方而为双解之法，双解中又有缓急之分；或用两方而审先后之宜，两方中又有合一之妙。一重复处，开出一新境，不可与读书死于句下者说也。

今试即痞证而总论之，可以从中而解，亦可以从外而解也。伤寒发热，汗出不解，邪结心中，而心下痞硬。然邪虽已结聚，而气机仍欲上腾，故呕吐。不得上出而复欲下行，故呕吐而又下利者，当因其势而达之。达之奈何？用大柴胡汤从中上而达太阳之气于外以主之。治痞者不可谓泻心汤之外无方也。

此一节，所以结痞证之义也。

【按】 此证宜用大柴胡汤之无大黄者。

又即结胸之证而总论之，以见大小陷胸汤外，又有吐法，以补其所未及也。病如桂枝证，但头不痛，项不强，知其病不在太阳之经脉矣。寸脉主上而微浮，设是风邪，当从胸以及于头而俱痛。今头项如故，惟胸中痞硬，何也？胸中乃太阳出入之地，本寒之气塞其道路故也。气上冲咽喉，喘促而不得自布其鼻息者，此为胸有寒也。《经》云：太阳之上，寒气主之。寒气结于胸，则太阳之气不能从胸以出，当吐以从高越之，宜瓜蒂散。此可见结胸之证不一。因下而成者固多，因汗而成者亦复不少，不因汗吐下而成者亦有之，因其欲吐不得吐而成者亦有之。其治法亦不专主于大小陷胸汤等方也。

此一节，找足结胸证，言无剩义矣。

瓜蒂散方

瓜蒂一分，熬黄　赤小豆一分

上二味，各别捣筛，为散已，合治之，取一钱匕。以香豉一合，用热汤七合，煮作稀糜，去滓。取汁和散，温，顿服之。不吐者，少少加；得快吐乃止。诸亡血虚家，不可与瓜蒂散。

又即脏结之证而总论之，在少阴止为难治，止为不可攻，在厥阴则为不治。病入胁下，平素有痞，其痞连在脐旁，为天枢之位。此脾气大虚而肝气自旺，总为肾家真阳衰败[1]，致胸中之气不布，肝木之荣失养，三阴部分皆虚矣。又值寒邪内入，则脏真之气结而不通。其痛从脐旁引及少腹以入阴筋者，以少腹阴筋皆厥阴之部。厥阴为阴中之阴，不得中见之化，此名脏结，必死。可知结在少阴，无名火之化者，止曰难治，曰不可攻。以少阴上有君火，犹可冀其生也。结在厥阴，两阴交尽，绝不见阳，必死无疑矣。

此一节，所以结脏结之义也。

病在络与在经者不同，《金匮》既有热极伤络之论矣。太阳之病气在络，即内合于阳明之燥化。伤寒病，若吐、若下后，中气受伤，至七日，又当太阳主气之期，八日又当阳明主气之期，其病不解，则太阳之标阳与阳明之燥气相合而为热。热结在里，表里俱热，热伤表气，故时时恶风；热伤里气，故大渴；感燥热之化，故舌上干燥而烦；推其燥而与烦之情形，欲饮水数升而后快者，必以白虎加人参汤，清阳明之络热而主之。

张钱塘云：邪之中人，必先于皮毛，次入于肌，次入于络。肺主皮毛，脾主肌，阳明主络。太阳病气在于皮毛，即内合于肺，故麻黄汤所以利肺气；在于肌，即内合于脾，故桂枝汤、越婢汤所以助脾气；在于络，即内合于阳明，故白虎汤所以清阳明之气。然均谓之太阳病者，以太阳为诸阳主气，皮毛肌

---

[1] 肾家：底本作“督家”，据宏文阁本改。

络皆统属于太阳也。合下共三节，言太阳病在于络，合于阳明，而为白虎之热证也。

此章三节，论燥热火之气；下章风湿相搏两节，论风寒湿之气。所谓《伤寒论》一书，六气为病之全书也。

伤寒病，太阳之标热合阳明之燥气，热盛于内，而外反无大热。阳明络于口，属于心，故口燥渴而心烦。太阳循身之背，阳明循身之面，热俱并于阳明，则阳明实而太阳虚矣。可即于其背之微恶寒者，以知为阳明之燥热益盛焉，白虎加人参汤所以主之。

虽然解络热者，白虎为其所长，而表热则不可以概用。伤寒脉浮，发热无汗，其表不解者，与络无也，不可与白虎汤；若渴欲饮水，为热极伤络，可以直断其无表证者，以白虎加人参汤主之。

此申明白虎汤能解络热，而不能解表热也。受业侄道著按：白虎证其脉必洪大，若浮而不大，或浮而兼数，是脾气不濡，水津不布，则为五苓散证。

魏子千曰：入于肌络者，宜桂枝汤；肌气之在里者，宜越婢汤；络气之入里者，宜白虎汤。

太阳少阳并病，心下硬，颈项强而眩者，是太阳之病归并于少阳。少阳证，汗下俱禁。今在经而不在气，经则当刺大椎、肺俞、肝俞，以泄在经之邪，慎勿下之。小结胸篇戒勿汗者，恐其谵语；此戒勿下者，恐其成真结胸也。

此三节，言太阳合并于少阳而为病也。

同学周镜园曰：此言太少并病证，在经脉不在气化，病经脉者当刺。少阳经脉下颈合缺盆，太阳经脉还出别下项，故颈项强。太阳起于目内眦，少阳起于目锐眦，故目眩。太阳之经隧在膀胱，其都会在胸肺；肺脉还循胃上口，上通心膈之间；胆脉由胸贯于膈，脉络不和则心下硬。故刺大椎，以通经隧之太阳；刺肺俞，以通都会之太阳；又刺肝俞，以通少阳之脉络。谆谆戒以勿下者，以病在经脉，宜刺不宜下也。

合病又与并病不同。并病者，彼并于此；合病者，合同为病也。太阳与少阳合病，太阳主开，少阳主枢。今太阳不能从枢以外出，而反从枢而内陷，其自下利者，内陷之故，与黄芩汤清陷里之热，而太阳之气达于外矣；若呕者，乃少阳之枢欲从太阳之开以上达，宜顺其势而利导之，用黄芩加半夏生姜汤，宣其逆气而助其开以主之。

黄芩汤方

黄芩三两　甘草二两，炙　芍药二两　大枣十二枚，擘

上四味，以水一斗，煮取三升，去滓，温服一升，日再、夜一服。若呕者，加半夏半升、生姜三两。

太阳之病既归并于少阳，则以少阳为主矣。然亦知少阳三焦之气游行于上中下者乎？上焦主胸，中焦主胃，下焦主腹。**伤寒，胸中有热**，逆于上焦也；**胃中有寒邪之气**，逆于中焦也；**腹中痛**，逆于下焦也；**欲呕者**，少阳三焦之气逆于上中下之间，欲从枢转而外出也。治宜取小柴胡转枢之意而加减之，俾于寒热宣补，内外上下，丝丝入扣则愈，以黄连汤主之。

黄连汤方

黄连　甘草炙　干姜　桂枝各三两　人参二两　半夏半升，洗　大枣十二枚，擘

上七味，以水一斗，煮取六升，去滓，温服一升。日一服，夜二服。

风湿相搏，有从伤寒所致者，其证奈何？**伤寒八日**，当阳明主气之期；**九日**，当少阳主气之期，宜从少阳之枢而外出矣。乃不解而复感风湿，合而相搏，寒邪拘束，故**身体疼**；风邪煽火，故**心烦**；湿邪沉著，故**不能自转侧**；邪未入里，故**不呕、不渴**。**脉浮虚而涩者**，以浮虚为风，涩则为湿也。此风多于湿，而相搏于外，以**桂枝附子汤主之**。**若**患前证，其人脾受湿伤，不能为胃行其津液，故**大便硬**，愈硬而小便愈觉其**自利者**，脾受伤而津液不能还入胃中故也。此为湿多于风，而相搏于内，即于前方去桂枝加白术汤主之。湿若去，则风无所恋而自解矣。

此节合下节，皆言风湿相搏之病也。但此节宜分两截看："风湿相搏"至"桂枝附子汤主之"作一截，言风湿相搏于外也；"若其人"至"去桂加

白术汤主之"又作一截，言风湿相搏于内也。要知此节桂枝附子汤是从外驱邪之表剂，去桂加白术汤是从内撤邪之里剂，下节甘草附子汤是通行内外之表里剂也。

桂枝附子汤

桂枝四两　附子三枚，去皮，炮，破八片　生姜三两，切　甘草二两，炙　大枣十二枚，擘

上五味，以水六升，煮取二升，去滓，分温三服。

桂枝去桂加白术汤方

白术四两　甘草二两，炙　附子三枚，炮　大枣十二枚，擘　生姜三两

上五味，以水七升，煮取三升，去滓，分温三服。

初服其人身如痹，半日许复服之，三服尽，其人如冒状，勿怪。此以附子、术并走皮内，逐水气未得除，故使之尔。当加桂枝四两（此本一方二法也）。

风湿相搏之病，见证较剧者，用药又宜较缓。风湿相搏，业已深入，其骨节烦疼，掣痛不得屈伸，近之则痛剧，此风寒湿三气之邪阻遏正气，不令宣通之象也。汗出气短，小便不利，恶风不欲去衣，或身微肿者，卫气、营气、三焦之气俱病，总由于坎中元阳之气失职也。务使阳回气暖，而经脉素和，阴气得煦，而水泉流动矣，以甘草附子汤主之。

此一节，承上节言风湿相搏病尚浅者，利在速去；深入者，妙在缓攻。恐前方附子三枚过多，其性猛急，筋节未必骤开，风湿未必遽去，徒使大汗出而邪不尽耳。故减去一枚，并去姜、枣，而以甘草为君者，欲其缓也。

此方甘草止用二两而名方，冠各药之上，大有深义。余尝与门人言，仲师不独审病有法，处方有法，即方名中药品之先后，亦寓以法，所以读书当于无字处著神也。

受业门人答曰：此方中桂枝视他药而倍用之，取其入心也。盖此证原因心阳不振，以致外邪不撤，是以甘草为运筹之元帅，以桂枝为应敌之先锋

甘草附子汤方

甘草二两，炙　附子二枚，炮去皮，破　白术二两　桂枝四两

上四味，以水六升，煮取三升，去滓，温服一升，日三服。初服，得微汗则解。能食，汗止复烦者，服五合。恐一升多者，宜服六七合为始（此言初服之始）。

是故不知证者，不可以言医；不知脉者，亦不可以言医，脉之不可不讲也。脉之紧要者，散见各证之中，不能悉举也，亦不必赘举也。然太阳总诸经之气，而诸脉之同者异者、似同而实异者、似异而实同者，有同中之异、异中之同者，虽曰不可言传，而亦无不可以意会矣。今欲举一以为隅反，即以太阳**伤寒**言之：太阳本寒而标热，若诊其脉象浮滑，浮为热在表，滑为热在经，此为**表有标热**，便知其里有本寒，《内经》所谓凡伤于寒，则为热病是也。宜以白虎汤主之。凭脉辨证之一法也，从此而比例之，思过半矣。

张钱塘云：上八节以风寒湿热燥火之气，结通篇太阳之病，以见伤寒一论六淫之邪兼备，非止风寒也。此三节以浮滑结代之脉象，结通篇太阳之脉，以见太阳总统诸经之气，而诸脉之死生，亦俱备于太阳中也。

白虎汤方

知母六两　石膏一斤，碎　甘草二两　粳米六合

上四味，以水一斗，煮米熟汤成，去滓，温服一升，日三服。

浮滑恒脉之外，又有剧脉曰结[2]，危脉曰代，不可不知矣[3]。**伤寒之脉，何以结代？**非洞悉乎造化阴阳之本者，不可与言。盖脉始于足少阴肾，生于足阳明胃，主于手少阴心。少阴之气不与阳明相合，阳明之气不与少阴相合，上下不交，血液不生，经脉不通，是以心

---

〔1〕起予：启发我。语出《论语》："子曰，起予者商也。"（商，子夏名）
〔2〕恒脉：常见的脉象。剧脉：重证的脉象。
〔3〕矣：宏文阁本作"夫"，连下句为"夫伤寒之脉"。

气虚常作动悸，以炙甘草汤主之。补养阳明，从中宫以分布上下。

陈师亮曰：代为难治之脉，而有治法者何？凡病气血骤脱者，可以骤复；若积久而虚脱者，不可复。盖久病渐损于内，脏气日亏，其脉代者，乃五脏无气之候。伤寒为暴病，死生之机在于反掌，亦有垂绝而亦可救者。此其代脉，乃一时气乏，然亦救于万死一生之途，而未可必其生也。

炙甘草汤方

甘草四两，炙　生姜三两，切　桂枝三两　人参二两　生地黄一斤　阿胶二两　麦门冬半升　麻子仁半升　大枣三十枚，擘

上九味，以清酒七升、水八升，先煮八味，取三升，去滓；纳胶烊消尽，温服一升，日三服。一名复脉汤。

【按语】　结脉之剧，代脉之危，尚须结合临床症状判断。

其结代之脉状何如？结能还而代不能还也[1]。脉按之来缓，不及四至，而时一止复来者，是阴气结，阳气不能相将，此名曰结。然不特缓而中止为结，又脉来动而中止，更来小数，中有还者反动，是阴气固结已甚，而阳气不得至，故小数而动也，亦名曰结，此为阴盛也。结脉之止，时或一止；其止却无常数。若脉来动而中止，止有常数，既止遂不能自还，阳不能自还而阴代之，因而复动者，俨如更代交代之象，名曰代，此独阴无阳也。得此脉者，必难治。此毫厘之分，学者于此判之，指下则可言脉矣，岂独太阳已哉！

此一节，复申明结代之脉状，毫厘千里，务分仿佛中也。

---

[1]还：偿也。能自偿。

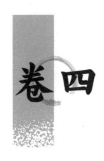

卷四

辨阳明病脉证篇 计八十节。张本第七十八、七十九节，今照古本两节合为一节

问曰：病有太阳阳明，有正阳阳明，有少阳阳明，何谓也？答曰：太阳阳明者，盖以阳明之上，燥气主之。本太阳不解，太阳之标热合阳明之燥热，并于太阴脾土之中。脾之津液为其所烁而穷约[1]，所谓脾约是也。正阳阳明者，盖以燥气者，阳明之本也。天有此燥气，人亦有此燥气。燥气太过，无中见太阴湿土之化[2]，所谓胃家实是也。少阳阳明者，盖以少阳之上，相火主之。若病在少阳，误发其汗，误利其小便，则水谷之津液耗竭，而少阳之相火炽盛，津竭则胃中燥，火炽则烦而实，实则大便难是也。

此一节，言阳明有太、少、正之分也。

何谓正阳阳明之为病？燥气为阳明之本气，燥气盛于上，则胃家实于内，一言以蔽之曰：胃家实也。

---

〔1〕穷约：减少。穷，贫乏；约，节省。

〔2〕无中见太阴湿土之化：根据标本中气理论，以阳明之上，燥气治之，中见太阴。无中见太阴湿土之化，意指燥气太过，湿为所胜，即上文所说的燥热并于湿土之中，津液被热烁伤。

此复申明正阳阳明之为病也。按沈尧封云：此是阳明证之提纲。后称"阳明证"三字，俱有胃家实在内。"胃家实"言以手按胃中实硬也。如大陷胸证，按之石硬，即名实热；栀子豉证，按之心下濡，即名虚烦。夫心下俱以濡硬分虚实，何独胃中不以濡硬分虚实乎？此说与柯韵伯之论相表里，虽非正解，亦可存参。

问曰：何缘得太阳阳明病？答曰：太阳之津液从胃府水谷而生。患太阳病，若发汗，若下，若利小便，此皆亡胃中之津液。胃中无津液而干燥，其太阳未解之邪热，因转属于阳明。其不更衣，为肠内之实，肠内既实，其大便必难通而闭塞者，此名太阳转属之阳明也。

此一节，承上章太阳阳明病而言也。然重申胃家实之旨，是阳明病总纲。

问曰：有诸中者形于外，阳明病外证云何？答曰：胃热之外见者，肌肉之中蒸蒸然。热达于外，名曰身热，与太阳之表热不同也。热气内盛，濈濈然汗溢于外，名曰汗自出，与太阳之自汗不同也。表寒已解，故不恶寒，里热已盛，故反恶热也。只因有胃家实之病根，即见热盛汗出之病证，不恶寒反恶热之病情。内外俱备，方是阳明之的证。

此一节，补出阳明外证，合上节为一内一外之总纲。

问曰：身热不恶寒，既得闻命矣。今阳明病有始得之一日，不发热而恶寒者，何也？答曰：阳明主金气，金气微寒也，邪初入，故恶寒；及邪既入于肌肉之分，即从热化。虽得之一日，不待解散而恶寒将自罢，燥气内出，即自汗出而恶热也。此阳明之的候也。

此承上文不恶寒反恶热而言也。但上文言阳明自内达外之表证，此言风寒外入之表证。

问曰：阳明病未经表散，其恶寒何故自罢？答曰：阳明与他经不同，以其居中土也。中土为万物所归，故凡表寒里热之邪，无所不归，无所不化，皆从燥化而为实，实则无所复传。一日表气通于太阳，其始虽颇恶寒，而二日为阳明主气之期，正传而邪亦传。正再传，而邪有所归而不再传，故恶寒自止，此胃家实所以为阳明病之根也。

此复设问答以明恶寒自罢之故，并指出胃家实之根也。

过汗亡津液而转属阳明者固多，而汗出不彻与不因发汗者，亦有转属之证。本太阳病，初得病时发其汗，汗先出不彻，其太阳标热之气不能随汗而泄，而即与燥气混为一家，因此而转属阳明也。此外更有伤寒发热无汗，其时即伏胃不和之病机。呕不能食，不因发汗而反汗出濈濈然者，水液外泄则阳明内干，是转属之外又有一转属阳明之证也。

上文历言阳明本经之自为病，此复申明太阳转属阳明之义，除过汗亡津液外，又有此汗出不彻而转属、不因发汗而转属，合常变而并言之也。

三日为少阳主气之期，病固宜乘其气而枢转外出矣。今伤寒三日，现阳明证而脉大。如为邪归中土，无所复传，是不能从少阳之枢而解也。

【述】 自此以上六节，论阳明之气主表而外合太阳，主里而内关津液之义也。按此即高士宗所谓读论者，因证而识正气之出入，因治而知经脉之循行，则取之有本，用之无穷矣。

阳明与太阴，正气相为表里，邪气亦交相为系[1]。伤寒，阳明脉大，今浮而缓；阳明身热，今止手足自温，是为病不在阳明，而系在太阴。太阴者，湿土也。湿热相并，身当发黄，若小便自利者，湿热得以下泄，故不能发黄。至七日已过，为八日值阳明主气之期，遂移其所系，而系阳明。胃燥则肠干，其大便无有不硬者，此为阳明也。

此节合下节，明阳明与太阴相表里之义也。

伤寒由太阴而转系阳明者，其人不特大便硬，而且濈然微汗出也。

此承上节而补言阳明之汗出，即上章所云外证俱在其中矣。

阳明不特与太阴表里，而且与太阳、少阳相合。阳明中风，不涉于本气之燥化，而涉于少阳之热化，故口苦咽干；复涉于太阴之湿化，故腹满微喘；又涉于太阳之寒化，

---

〔1〕系：属。

故发热恶寒。阳明脉本浮大，以阳明协于太阳[1]，故脉象浮中不见大而见紧。浮紧之脉，宜从汗以解之，若误下之，阳邪内陷于土中，则中土不运而腹增满，少阳之三焦不能决渎，复增出小便难之新证也。

【述】 此言阳明之气不特与太阴为表里，抑且中合于少阳，外合于太阳也。

阳明本经自患之病，未曾久留太阳经而化热者，风自为风，寒自为寒，可于食辨之：若能食，名中风，以风能鼓动阳明之气也；不能食，名中寒，以寒能闭拒阳明之气也。然此特初病则然，久则为实满等证，虽能食者，亦归于不能食矣。

此一节，以食而辨风寒之气，即以食而验阳明之胃气。因正而辨邪，因邪而识正，善读者，能会心于文字之外则得矣。

试论中寒，阳明病，若中寒，阴寒过甚，不得本气燥热之化，则谷不消而不能食，水不化而小便不利。四肢为诸阳之本，胃阳虚而津液外泄，故手足濈然汗出。此欲作大便固而仍不固，欲作大瘕泄而仍不瘕[2]，燥气用事必大便初硬[3]，寒气用事而后半即溏。所以然者，以胃中冷，水谷不能泌别故也。

此言阳明中寒也。

试论中风，阳明中风之病，胃为阳土，风为阳邪，两阳相得，故初病时欲食，即此可以定其为中风矣。然病在阳明，小便当利，大便当硬，今小便反不利，大便反自调，是津液尚还入于胃中。但不得少阴之癸水以相合也。少阴主骨节，而不能上合于阳明，故其人骨节疼，且骨节合于肌肉之间，翕翕如有热状，似此阳不遇阴，病难自解。乃奄然烦躁而发狂，濈然汗出而解者，此少阴癸水之阴气不胜阳明谷神之阳气，两不相敌

---

〔1〕协：汇合。
〔2〕大瘕泄：即肠澼、痢疾。《难经·五十七难》："大瘕泄者，里急后重，数至圊而不能便，茎中痛。"
〔3〕用事：本义为当权者，引伸为行使职权、作用。

者忽而两相合，遂与作汗而共并，即战栗汗解之义也。**脉若转迟而为紧则愈**。盖以紧则为阴，阴气复而阳气平，戊癸合矣[1]。

此言阳明中风也。

阳明病，欲解时，从申至戌上。盖阳明旺于申酉，病气得天时之助也。然此言阳明之表证，从微汗而解。若胃家实之证，值旺时更见发狂谵语矣。

此言阳明欲解之时，作一小结也。

阳明病，虽以胃家实为大纲，而治者当刻刻于虚寒上著眼。**阳明病**，胃气实则能食，**今不能食**，可以知其胃气之虚矣。**医者反攻其热**，则虚不受攻，寒复伤胃，**其人必哕**，**所以然者，胃中虚冷故也**。此胃气存亡之关头，不得不再为叮咛曰：**以其人胃气本虚，故攻其热必哕**。

此一节，言阳明中气虚寒之为病也。

胃气虚，则不能淫精于经脉。**阳明病**，脉宜大而**反迟**，是经脉不能禀气于胃也。《内经》云：食气入胃，浊气归心，淫精于脉，脉气流经。可知食气散于各经之中，自不厌其饱；若不能散达，止留滞于胃，故**食难用饱**。饱则浊气归心，不淫于脉流于经，所以**微烦**。不但此也，且不能循经上行而**头眩**，不能循经下行**必见小便难**。上下不行，则留滞于中为腹满，**此欲作谷疸**，黄疸病也。**虽已下之，而腹满如故，所以然者**，以胃虚不能淫精于经脉，**脉迟故也**。

此一节，言食气入胃，胃虚不能淫精于经脉也。

胃气虚，则不能输精于皮毛。**阳明病**，法当多汗，**今反无汗，其身痒如虫行皮中状者**，此以胃气久虚，不能输精于皮毛故也。《内经》云：输精皮毛，毛脉合精，行气于腑。可知内而经脉，外而皮毛，皆禀气于胃，胃虚皮毛经脉俱无所禀矣。

此一节，言胃气虚不能输精于皮毛也。

---

[1]戊癸合：足阳明胃与足少阴肾，阴阳相合。

阳明居中土，主灌溉于上下、内外、四旁也。兹先言中寒气逆于上。**阳明病**，法当多汗，而反觉无汗而小便利，寒气中于里而水液下行也。至二日主气之期，以及三日不拘日数，但觉呕而咳，即《内经》所谓邪中于膺，则下阳明是也。**手足厥者**，胃阳虚寒，其气不能敷布于四肢也。《内经》云：阳明之脉循发际至头颅。阳明寒气牵连正气而上逆，故必苦头痛；若不咳，不呕，手足不厥者，为寒气已除。而阳明正气既能四布，即不上逆，故头不痛。

此节言阳明之气合寒气而上逆于头，不能灌溉于四旁也。凡言邪即以言正，言正即以言邪，为读仲师书第一要法。余于数节，必重申之，不厌于复也。

【述】　此章凡四节，论阳明居中土，主灌于上下、内外、四旁也。

再言中风气逆于上。**阳明病**，其证不一，然他证无论，但头旋目眩，此证不在阳明提纲之内，且有阳有阴有寒有热，从何处辨起？惟不恶寒，知病属阳明，而不属阴经矣。前云阳明病若能食名中风，故吾即于其能食，知为阳明胃热，而非阳明胃寒矣。由是热气上冲，肺受火烁而发咳，咳极其人必咽痛；若热不上干于肺而不咳者，咽亦不痛。

此一节，言阳明之气合风热而上逆于咽，不得流通于下也。

程扶生云：阴邪下利，故无汗而小便利；风邪上行，故不恶寒而头眩。寒则呕不能食，风则能食；寒则头痛，风则咽痛，是风寒入胃之辨也。

【按】　虽本章之意不重在此，而亦不可不知。

咳出于肺，当云喉咙痛，今胃热甚则咽痛，二者相连，气必相侵。

更有郁于中土之证。**阳明病**，其气不能外达于皮毛则无汗；不下输于膀胱则小便不利。**心中懊侬者**，中土郁而成热，热气为烦也。郁于中即现于外，**身必发黄**。

此节合下节，皆言阳明之气郁于中土，不得外达而下输也。

郁于中土，若误火更益其热，**阳明病**，医者不知所以无汗之故，**以火强迫其汗**，热邪被火，周身之气燥极，而热不外越，**但上攻于额上而微汗出**，又不得下泄而兼小便不利者，湿热相搏，亦必发黄。

此节即上节所言发黄之证，借被火以言其更甚也。凡误服羌、独、荆、防及姜、桂、乌、附之类，皆以被火概之。阳明之脉，起于鼻，行发际至额颅。

阳明原主里病，今诊其脉浮而紧者，仍见太阳表实无汗之脉。阳明被太阳之寒邪外束，则阳气不能宣发而为热，故必乘其所旺申酉时而潮热，如潮水之发作有定时。若脉但浮而不紧者，是见太阳表虚自汗之脉。阳明被太阳之风邪外涣，则阳气尽浮于表，及卧而阴血归肝之顷两不相顾，必为浮阳盗去而汗出。

【述】 此三节，言阳明主里，复外合于表气、内通于经脉、复还于胃中也。

阳明之脉，起于鼻，交额中，还出挟口。今阳明燥热之病，其口无不干燥，若热止在于经，其人但欲以口漱水，济其经热。漱毕吐去而不欲咽下者，热不在胃故也。阳明气血俱多，经中热甚则逼血妄行，因此必发其衄。

此言阳明之津液通于经脉而为衄也。

阳明病，本自汗出，医更重发汗，外热之病已差，而内尚微烦不了了者，此大便必硬故也。津液为胃所主，以发汗亡其津液，胃中干燥，故令大便硬。今姑不问其大便，当问其小便日几行。若汗出，本日小便日三四行，今于微烦之日止再行，故知大便不久自出，盖以大小便皆胃府津液之所施也。今为小便数少，以津液当复还入胃中，故知不久必大便也。此胃腑实，大便硬，亦有不必下者，医人不可不知也。

此言阳明之津液复还于胃中也。

阳明证，既知有不必下者，更当知有不可下者。伤寒呕多，为阳阴胃气之虚，胃气既虚，虽有阳明燥热之证，切不可攻之。

此一节，言胃气虚者不可下也。

【述】 阳明有胃气，有悍气，有燥气。胃气者，柔和之气也；悍气者，慓悍滑利，别走阳明者也；燥气者，燥金之气也。病在悍气者可攻，病在燥气者可攻，病在胃气者不可攻，病在燥气而胃气虚者亦不可攻。故此三节，俱言不可攻也。

【按】 师言其不可，非坐视而不救也，必有所以可者，在正面、旁面、对面，皆可以悟其治法。若常器之《补亡论》，必处处补出方治，无论其搔不着痒也。即有偶合之处，反令鸢飞鱼跃，水流花放[1]，活泼文章，俱成糟粕。长洲汪苓友多宗其说，何其陋欤？

阳明病，外有身热，自汗出，不恶寒，反恶热之证，便知其内为胃家实之证。但胃家实，只指不下利而言，务宜活看，亦知其实处即是虚处。若心下硬满者，止在心下，尚未及腹；止是硬满，而不兼痛。此阳明水谷空虚，胃无所仰；虚硬虚满，不可攻之。若误攻之，则谷气尽而胃气败，利遂不止者死；若其利能自止者，是其人胃气尚在，秽腐去而邪亦不留，故愈。

此一节，言虚而假实者不可下也。

受业薛步云按：心下为阳明之膈，膈实者腹必虚。气从虚闭，是阳明假实证，攻之是为重虚。

《内经》云：中于面，则下阳明，以阳明之脉上循于面故也。阳明病，通面合见赤色，为阳气怫郁于表，不可攻之。若误攻之，胃气徒虚，津液大耗，热不得越，故必复发热，面色之赤者，亦变为色黄。《内经》云：三焦膀胱者，腠理毫毛其应。以三焦主腠理，膀胱应皮毛。今郁热在表，三焦失其决渎之官，膀胱失其气化之职，小便不利，为发黄之根也。

此一节，言外实内虚者不可下也。

不可攻者既明，而可攻者更不可以不讲。阳明病，不吐不下，可知其胃气不虚也。心烦者，以胃络上通于心，阳明之燥火与少阴之君火相合故也[2]。胃气虽曰不虚，却是不和，可与调胃承气汤以和之。

此一节，言阳明胃腑不和，宜与调胃承气也。

---

〔1〕鸢飞鱼跃，水流花放：比喻得其表相反而失其精髓。
〔2〕相合：原文作"相火"，据宏文阁本改。

【述】　此三节皆言可攻之证，而又以明三承气之各有所主也。

阳明病，脉迟，为阳邪入于里阴。然止言脉，犹不足凭也，必以汗出，知阳热之内蒸。然止言汗，亦不足凭也。虽汗出，为阳热之内蒸，而表未罢者，亦恒多汗出之症，必以不恶寒者，定其表证之已罢。然表证已罢，尤当再验其里证。阳明主肌肉，邪在表阳，则身轻易以转侧；若入于里阴，则其身必重。邪结于中，必碍呼吸而短气，腹满难以下通，势必上逆而为喘，此已属大承气证矣。然犹必身热变为潮热，知其热邪尽入于胃，乃可以指其实在。曰：有潮热者，此外欲解，可攻里也。又必通身热蒸之汗，变为手足濈然之汗，热与汗俱敛，止露出胃所主之四肢，为本证真面目，乃可指其实在。曰手足濈然而汗出者，此大便已硬也，以大承气汤主之。若其人汗出虽多，微发热恶寒者，外未解也，不可攻里。即不恶寒，而其热不潮，为胃未全实，未可与大承气汤，若其人腹大满，大便不通者，凡不见潮热之证，止可与小承气汤微和胃气，勿令大泄下。

大承气汤方

大黄四两，酒洗　厚朴半斤，炙，去皮　枳实五枚，炙　芒硝三合

上四味，以水一斗，先煮二物，取五升，去滓，纳大黄，更煮取二升，去滓，纳芒硝，更上火微煮一两沸，分温再服。得下，余勿服。

武陵陈氏方云：名承气[1]，殆即"亢则害，承乃制"之义乎？亢极反兼胜己之化，承者下承上也。夫天地一理，万物一气，故寒极生热，热极生寒，物穷则变，未有亢极而不变者。伤寒邪热入胃，津液耗，真阴虚，阳胜阴病。所谓阳盛阴虚，汗之则死，下之则愈。急以苦寒胜热之剂，救将绝之阴，泻亢盛之阳，承气所以有挽回造化之功也。然不言承亢，而言承气，何哉？夫寒热流转，不过一气之变迁而已。用药制方，彼气机之不可变者，

---

[1]武陵陈氏方云：宏文阁本作"陈氏云方名承气"。

力难矫之。亦第就气机之必变者，而一承之耳。设其气有阳无阴，一亢而不可复，则为脉涩、直视、喘满者死。何则？以其气机已绝，更无可承之气也。由是言之，圣人虽尽人工之妙，止合乎天运之常耳，不云承气而云何？

【按】　陈氏此注，必须熟读。

小承气汤方

大黄四两　厚朴二两，炙，去皮　枳实三枚大者，炙

上三味，以水四升，煮取一升二合，去滓，分温二服。初服汤当更衣[1]，不尔者尽饮之；若更衣者勿服之。

胃合海水[2]，无病之人亦日日有潮，但不觉耳。病则气随潮而发现于外。故凡阳明病，必审其有潮热，又大便微硬者，方可与大承气汤，若大便不硬者，即不可与之，切勿概以潮热为可攻也。然而，大便又不可尽信也。若其人不大便已六七日，未敢必其果有燥屎与否？恐有燥屎，欲知之法，少与小承气汤，汤入腹中，下转而失气者[3]，此有燥屎，乃可以大承气攻之；若不转失气者，为胃气之虚，此但初头硬，后必溏，不可攻之，攻之则胃气愈虚，必胀满不能食也。试观胃虚之人，渴欲饮水者，与水则哕。水且不宜于胃，而况攻下乎？据而言之，凡得攻而潮热已退，其后复发潮热者，必大便复硬，但溏者既去，则所留者虽硬而甚少也，止须复以小承气汤和之。然亦必须转失气者，乃可再投；若仍不转失气者，并小承气且难再投，慎不可逐用大承气以妄攻也。

此言大承气便硬，小承气行燥屎，各有所主，而胃气虚者，慎不可攻也。

阳明谵语，其中有虚实之不同、生死之各异者，不可不知。夫阳明病，实则语皆狂乱，

---

〔1〕初服汤当更衣：原文无"汤"字，据成本补。

〔2〕胃合海水：意即胃为水谷之海。

〔3〕失气：《玉函经》作"矢气"。

名曰谵语；虚则聆其所语，如郑国之声而不正[1]，轻微重复，名曰郑声。郑声，即重语也。盖谵语原非死证，而邪气入脏，以致精气不荣于目，至直视而谵语则危矣。更加喘满者，脾肺不交[2]，而气脱于上，主死，及下利者，脾肾不固而气脱于下，亦主死。

　　此章统论谵语各证之治法也。谵语之时，聆其声有不正之声，轻微重复之语即是郑声。注家分而为两，皆相沿之误也。故止首节提出郑声，而后无郑声之证。

　　有亡阳而谵语者。汗为心液，心为阳中之太阳[3]。发汗多，则心液虚矣。若重发汗者，心液为阴，阴虚于内，则心主之阳无所附，而遂亡于外矣。亡其阳，则神气亦昏而谵语。脉乃血脉，脉短者，心液亡，心气绝，故死；若脉不短，而且自和者，病虽剧亦不死。

　　此言亡阳谵语也。

　　有亡阴谵语者。伤寒，若吐若下后不解，其阴液亡矣。阴液亡，故不大便，五六日上至于十余日。阳明旺于申酉之间，其时名为日晡所，邪气随旺时而发潮热，且全显出本来燥气之象而不恶寒，且热甚神昏，无问答而一人独语，无所见而如见鬼状。若剧者，神识不为我用，发则不识人。阳奔于外而躁扰，故循衣摸床；阴孤于内而无所依，故心惕而不安；阳脱于上，故微喘；精不荣于目，故直视。此阳热甚而阴液亡，其生死只在一瞬之间，须于脉候决之。弦为阴脉，若脉弦者，为阴气未绝，可生；涩则无血，若脉涩者，为阴血已竭，必死。而苟病势尚微者，无以上之剧证，但见发热谵语者，以大承气汤主之。若一服利，即止后服。盖以大承气用之得当可以养阴，不当亦所以亡阴也，可不慎欤！

　　此言亡阴谵语也。

---

〔1〕郑国之声：《论语》认为郑国的音乐是淫声。原义指不正派的音乐，这里借喻病人说话重复，语无伦次。

〔2〕脾肺不交：脾主散精，上归于肺。如果脾虚散精失职，血气无以上归于肺，是为脾肺不交。

〔3〕心为阳中之太阳：心位居膈上，属阳。又因心为君火之脏，故为阳中之太阳。

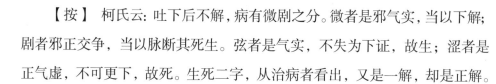

【按】 柯氏云：吐下后不解，病有微剧之分。微者是邪气实，当以下解；剧者邪正交争，当以脉断其死生。弦者是气实，不失为下证，故生；涩者是正气虚，不可更下，故死。生死二字，从治病者看出，又是一解，却是正解。

有亡津液而谵语者。阳明燥热之气为病，其人多汗，以津液外出，以致胃中干燥，大便必硬，硬则胃气不和而谵语，以小承气汤主之。若一服谵语止，更莫复服。

此言亡津液而谵语也。

然其中虚实之辨，当专辨其脉。阳明病，其作谵语，有虚有实。若发潮热，脉滑而疾者，此阳明里实也，以小承气汤主之。然服之多寡，亦因其证为进退，先与承气汤一升，服后腹中转矢气者，更服一升；若不转矢气，勿更与之。设明日不大便，脉反变滑疾为微涩者，微则气衰，涩则血少，此里虚也，邪盛正衰，法为难治，热邪虽盛，亦不可更与承气汤也。

此以脉而辨谵语之虚实。前欲与大承气，以小承气为法；今欲与小承气，即以小承气先与为试法，可见古人之谨慎如此。

【按】 柯氏云：势若不得不通者，可用蜜导。虚甚者，与四逆汤，阴得阳则解矣。愚以救逆当临时审其所急，不可预有成见。

且有在胃在肠，亦须分别。《内经》云：胃病则肠虚，肠满则胃虚。阳明病，若谵语，有潮热，反不能食者，胃满也，胃满则胃中必有燥屎五六枚也，若谵语潮热而能食者，肠满也，肠满则胃无燥屎，故但大便硬尔，俱宜大承气汤下之。

【述】 此以能食、不能食以验谵语，有燥屎、便硬之不同，而又以明肠胃更虚、更满之义也。

胃主纳谷，胃满则不能容谷，故不能食；肠主变化，肠满则难于变化，故但硬。然肠虽满而胃则虚，故又能食。

间有热入血室而谵语者，以冲任二脉为血室皆起于胞中，与阳明合故[1]。阳明病，热逼于经，故必下血。血者神也，下血而即谵语者，血脱神昏也。此为热入血室。何以为血室？男女皆有之，在男络唇口而为髭须，在女月事以时下是也。但头汗出，而别处不到者，血下夺则无汗，热上扰则汗蒸也。肝统诸经之血，刺肝之期门，随其实而泻之，俾热从血室而外出于皮肤，濈然汗出则愈。

此言下血谵语也。

间有因风致燥而谵语者，奈何？夫汗多亡液，以致胃燥谵语固[2]也。今汗出不见其多，而亦谵语者，以有燥屎在胃中，此为风也。谓风木之邪干于中土，风燥而非热燥也。燥实必须议下之，然亦俟其过经，俾有余不尽之风邪悉归胃中，并于燥屎，乃可下之。下之若早，风性涣动，善行数变，内伤神气，其语言必乱。以风邪尽入于里，邪盛则实，此为表虚里实故也。盖风燥症，俟过经宜下，下早以致里实证亦宜下。统其法曰下之则愈，统其方曰宜大承气汤。

此言风木之邪，燥其津液，而为谵语也。

攻里太早，致里实而谵语者，言之详矣。而攻表失法，致里实而谵语者，亦可并举而相参。伤寒四日，为太阴主气之期，五日为少阴主气之期，病邪随经气而内入则脉沉，太阴、少阴之气不相生而为喘满。沉为在里，而反发其表汗，则胃腑之津液越出，大便遂燥结为难。误发汗致其表虚，大便难，成为里实，其虚灵不昧之天君[3]，因邪实而失其灵，实日增实，久则谵语。

此承上节表虚里实而补出寻常里实之因，以备互证也。

---

〔1〕以冲任二脉……与阳明合故：冲任二脉之外行线，起于足阳明经之气冲穴，并足阳明、少阴二经之间，循腹上行至横骨。
〔2〕固：固然如此。
〔3〕虚灵不昧之天君：指心。虚灵，无扰无染，至高无尚。不昧，不受蒙蔽。天君，君主之官。

谵语亦有三阳合病者，太阳、阳明、少阳三阳合而为病。腹满，阳明经热合于前也；身重，太阳经热合于后也；难以转侧，少阳经热合于侧也。三证见，而一身之前后左右俱热气弥漫矣。口不仁而面垢，热合少阳之腑也；谵语，热合阳明之腑也；遗尿，热合太阳之腑也。三证见，而身内之上中下俱热气充塞矣。大抵三阳主外，三阴主内。阳实于外，阴虚于内，故不可发汗，以耗欲竭之阴，若发汗则谵语。阳浮于外，则阴孤于内，故不可下夺，以伤其欲脱之微阳。若下之则额上生汗，手足逆冷。医者审其未经汗下之误，兼治太阳、少阳，不如专顾阳明。若自汗出一证者，从阳明而得太阳、少阳之总归，白虎汤主之。苟非自汗出，恐表邪抑塞，亦不敢卤莽而轻用也。

此言三阳合病而为谵语也。

谵语亦有二阳并病者。太阳、阳明二阳并病，太阳病气俱已归并于阳明，无复有头痛、恶寒之表证，则为太阳证罢。但见有发潮热，手足染染汗出，大便难而谵语者，皆阳明结邪之里证也，下之则愈，宜大承气汤。

此言二阳并病而为谵语也。

阳明表证少而里证多，下法之外，发汗尚宜详慎，而温针更无论矣。然而病兼表里，又另有其法。阳明病在表，其脉则浮，而涉于里则又紧。咽连胃脘，脾开窍于口，阳明与太阴相表里，邪气相侵，故咽燥口苦；手太阴肺主天，足太阴脾主地，地气不升，天气不降，故腹满而喘，此病阳明之里。发热汗出，不恶寒反恶热，已详本篇之首，此病阳明之表也。土气不和，则为身重，此阳明之表里俱病也，可转其机为两解之法。若误发其汗，则伤肾液而躁，伤心液而愦愦，阴液既伤，则阳邪益炽，故病反增谵语。若误加烧针，则经脉受伤，必见怵惕，水火不交，则为烦躁不得眠。若下之，则胃中空虚，客气乘虚而动膈，又从膈而上乘于心，故心中懊恼。舌为心苗，舌上有苔者，热甚而为邪气所郁之象也。宜栀子豉汤，导火热以下降，引阴液以上升以主之。

此言阳明病兼表里，非汗、下、温针所能治也。

然栀子豉汤止热邪乘心之剂也，恐不能兼清阳明经气之燥热，若前证外更加渴欲饮水、口干舌燥者，为阳明经气之燥热也，又宜白虎加人参汤主之。

此承栀子豉汤而进一步言也。

白虎加人参汤止清阳明经气之燥热，若脉浮，发热，渴欲饮水，如前证外，更加小便不利一证者，为阳明累及太阴脾气，不能散精归肺，通调水道，下输膀胱所致也。第运脾调肺以导水，又必以清热滋阴为本，方不失为阳明之治法。以猪苓汤主之。

此承白虎加人参汤又进一步言也。

猪苓汤方

猪苓去皮　茯苓　阿胶　滑石碎　泽泻各一两

上五味，以水四升，先煮四味，取二升，去滓；纳下阿胶烊消，温服七合，日三服。

猪苓汤助脾气之转输、肺气之通调，利小便，甚为得法矣。若阳明病，汗出过多而渴者，为津液外越，以致中干作渴，非水津不布而渴也。即小便不利，不可与猪苓汤，以汗多胃中燥，恐猪苓汤复利其小便，更走其津液故也。

自阳明病脉浮而紧至此，看似四节，实是一节。细玩其段段相承，上下联络，以见伤寒不可执定一法，用药当如转环也。

且阳明中有寒冷、燥热之分，不可不辨。试先言下焦之虚寒。夫虚则脉浮，而寒则脉迟。今阳明戊土不能下合少阴癸水而独主乎外，则表热；少阴癸水不能上合阳明戊土而独主乎内，则里寒。戊癸不合而下焦生阳之气不升，故下利清谷而不能止者，以四逆汤主之。

【述】　此节言阳明下焦虚寒也。本章凡三节，以上中下三焦，论阳明有寒冷、燥热之病也。

再言中焦之虚冷。若胃中虚冷，视下焦之生阳不启者，彼为火虚，此为土虚。其土虚亦本于火虚，虚极则寒，寒则失其消谷之用。每由食少而至于不能食者，若复令其饮水，则两寒相得而为哕。

此论阳明中焦虚冷也。

再言上焦经脉之燥热。热在经脉，故脉浮发热，热循经脉而乘于上焦，故口干鼻燥。其能食者，热在经脉，不伤中焦之胃气也。经脉热甚则发衄。

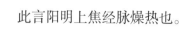

此言阳明上焦经脉燥热也。

阳明主合，若终合而无开机则死矣，所以言之不厌于复也。兹先以阳明之气不得交通于上下言之：阳明病，外证未解而遽下之，其外有热而手足温。热在于外，故不结胸。胃络不能上通于心，故心中懊憹。下后胃虚，故饥不能食。阳明之津液主灌溉于上下。今阳明气虚，其津液不能周流遍布，惟上蒸于头，故但头汗出，而余处无汗者，宜交通其上下，以栀子豉汤主之。受业薛步云按：栀豉汤能开阳明之合，须记之。

此言阳明之气，不得交通上下，而为栀子豉汤证也。

【述】 合下五节，论阳明主合，贵得枢转以出，若合于心胸腹胃之间，无开转之机，则死矣。

其或合于胸胁之间者，阳明病，发潮热，则大便应硬小便应利矣。今大便溏而小便自可，知其气不涉于大小二便，止逆于胸胁之间也。至胸胁满而不能去者，宜从枢胁而达之于外，以小柴胡汤主之。

此言阳明之气合于胸胁之间，宜枢转而出也。

然而小柴胡之用不止此也。夫阳明之气由下而上，由内而外，出入于心胸，游行于腹胃，靡不藉少阳之枢。今阳明病，胁下硬满，不得由枢以出也。不得由枢以出，遂致三焦相混，内外不通矣。下焦不通，津液不下，而为不大便；中焦不治，胃气不和，而为呕；上焦不通，火郁于上，其舌上必现有白苔者，可与小柴胡汤调和三焦之气。俾上焦得通，而白苔去，津液得下而大便利，胃气因和而呕止，三焦通畅、气相旋转，身濈然汗出而解也。

此言小柴胡汤不特达阳明之气于外，更能调和上下之气，流通内外之津液也。

今从主合之理，藉枢开之所以然者而深论之。阳明中风，少阳脉弦，太阳脉浮，阳明脉大。阳明兼见三脉，宜可以相藉而枢开矣。乃其气主合，又不能得枢开而短气。夫不能枢开而出，合于腹则腹部满，合于胁则胁下及心作痛。以手久按其心腹胁下之病处而气不通，以久按之，则合而复合也。阳明之脉起于鼻，其津液为汗。气合于内，津液不得外达，故鼻干，不得汗。阳明随卫气而行于阴，故嗜卧。土内郁而色外呈[1]，故一身及面目悉黄。脾不能为胃行其津液，故小便难。阳明之气旺于申酉，邪热随旺时而发，故有潮热。阳明气逆于上，故时时哕。三阳之脉，循绕耳之前后，邪盛于经，故耳前后肿。医者取足阳明之经，随其实而刺之，虽刺之少差，然枢不外转而病不解。病过十日，又当三阴受邪。若脉续浮者，知其不涉于阴，仍欲从少阳之枢而出也，故与小柴胡汤以转其枢；若脉但浮，别无余证者，是病机欲从太阳之开而出也，故与麻黄汤以助其开；若不尿，腹满加哕者，是不从太阳之开、少阳之枢，逆于三阴也。夫不尿，则甚于十日前之小便难矣；腹满加哕，则甚于十日前之腹部满、时时哕矣。枢转不出，逆于三阴，谓非不治之证而何？

【述】　此节言阳明主合，必藉少阳之枢、太阳之开。若合而不能开转，则一息不运，针机穷矣[2]。故《经》曰：太阳为开，阳明为合，少阳为枢，三经者不得相失也。

以上各法，无非使气机之旋转也。至于下法之穷，又有导法以济之。阳明病，自汗出，不可再发其汗，若再发其汗，兼见小便自利者，此为津液内竭。津液既竭，则大便硬不待言矣。然大便虽硬不可攻之，当须自欲大便，宜蜜煎导而通之；若土瓜根与大猪胆汁皆可为导。

【述】　此言阳明气机总要其旋转，津液内竭者不宜内攻而宜外取也。盖以外无潮热，内无谵语，与可攻之证不同须待也。

蜜煎导方

蜜七合

一味，纳铜器中，微火煎之，稍凝似饴状，搅之勿令焦著。欲可丸，并手捻作挺，令头锐，大如指，长二寸许，当热时急作，冷则硬。以纳谷道中，

---

〔1〕土内郁：指湿热之邪郁阻中焦。
〔2〕针机：原指针刺运用之妙，此处泛指治法。

以手急抱，欲大便时乃去之。

猪胆汁方

大猪胆一枚，泻汁，和醋少许。以灌谷道中，如一食顷，当大便出。

阳明可汗之证，亦有在肌在表之分，兹先言其在肌。盖太阳以皮毛为表，阳明以肌腠为表。阳明病，表气虚则脉迟，邪干肌腠则肌腠实而肤表虚，故汗出多，微恶寒者，表未解也，可发汗，宜桂枝汤。

此节合下节，言阳明病在肌表而可以汗解也。盖阳明以肌腠为表，在太阳则谓之解肌，在阳明则谓之发汗也。

阳明病，邪在表则脉浮，邪在表则表气拒闭而肺气不利。无汗而喘者，发汗则愈，宜麻黄汤。

【述】 此阳明之表证、表脉也。二证俱是太阳，而属之阳明者，不头痛项强故也。要知二方全为表邪而设，不为太阳而设。见麻黄证即用麻黄汤，见桂枝证即用桂枝汤，不必问其为太阳、阳明也。若恶寒已罢，则二方所必禁矣。

热有郁于气分者，阳明居中土而色黄，阳明病，若发热汗出，此为热从汗越，不能发黄也。若热气上蒸于头，但头汗出，而身无汗，其汗剂颈而还。津液不能下行而小便不利，不能上行，而渴引水浆者，此为瘀热在里，土郁色现，身必发黄，以茵陈蒿汤主之。

【述】 此言热郁气分而为茵陈蒿汤证也。合下节，言阳明为燥热之经，总统气血，故可病于气而亦可病于血也。

茵陈蒿汤方

茵陈蒿六两　栀子十四枚　大黄二两，去皮

上三味，以水一斗，先煮茵陈，减六升；纳二味，煮取三升，去滓，分温三服。小便当利，尿如皂角汁状，色正赤。一宿腹减，黄从小便去也。

热有郁于血分者。《内经》云: 上气不足，下气有余，久之不以时上，则善忘。今阳明证，

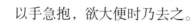

其人善忘者[1]，乃血随气行，俱并于下，故必有蓄血。所以然者，本有久瘀之血，停积于下。心主血，瘀血久停于下而不得上，则心气虚，故令善忘。阳明主燥，其屎虽硬，血又主濡，而大便反易。血久则黑，火极反见水化，故其色必黑，宜抵当汤下之。

【述】　此言热郁血分而为抵当汤证也。

师辨太阳蓄血证，必验其小便利；辨阳明蓄血证，必验其大便易。亦各从其腑而言之。

大承气为阳明之攻药，然胃实可攻，胃虚不可攻。阳明病，既下之，而热邪乘虚而内陷，心中懊侬而烦，绝似虚烦之栀子豉汤证。而审其胃中有燥屎者，为邪不陷于心而陷于胃。如徒用栀子豉汤无济于事，不可不攻。若腹只微满，为中土内虚，初头硬后必溏，胃无燥屎，不可攻之。是则可攻不可攻，全凭燥屎之有无也。若有燥屎者，宜大承气汤。

【述】　此章凡六节。五节俱论大承气汤可以攻胃实，不可以攻胃虚。末节又提虚寒一条以结之。

弟宾有按：少腹按之软而不拒按者，无燥屎也；小腹硬而拒按者，有燥屎也。此辨证之捷诀。

何以知胃中有燥屎也？然辨之有法：阳明病下之后，病人不大便五六日，邪入下脘及肠中，环绕于脐作痛，烦极而至于躁，随所旺晡所发作有时者，此有燥屎，故使不大便也。

此承上文胃中有燥屎者可攻而言也。

然胃实之证，必以脉实为凭，否则又须分别。病人阳气盛而烦热，阳若得阴，汗出则解。若不解，又如疟状，日晡所发热者，属阳明也。然又有表里之分，须凭脉以断之。若脉实者，为病在里，宜下之；若脉浮虚者，为病在表，宜发汗。下之，与大承气汤；发汗，宜桂枝汤。盖以脉为凭，不必以日晡所发热而遽认为里实也。

---

[1]善忘：宏文阁本作"喜忘"。

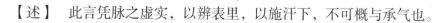

【述】 此言凭脉之虚实，以辨表里，以施汗下，不可概与承气也。

脉实固宜下矣，然有大下后，六七日不大便，烦仍不解，腹仍满痛者，此有未尽之燥屎也。所以然者，以胃为水谷之海，能容水谷三斗五升，本有宿食未尽故也，宜大承气汤以推陈致新。是知大承气汤不独能下胃热，而亦能下宿食。

【述】 此承上文下之而言也。此证著眼在六七日，以六七日不大便，则六七日所食之物又为宿食，所以用得大承气。

下后有燥屎，既详其验法矣。而未下有燥屎者，又有验之之变法。病人小便不利，若津液还入胃中，则大便下而愈矣。今邪热耗灼，清道涸竭〔1〕，大便不得其灌溉，则结聚不下而乍难，结者自结于中，其未结者，旁流而乍易，又于日晡所之时有微热，气满不得下而喘冒，胃气不得和而不能卧者，皆为有燥屎之征也，宜大承气汤。

此又识燥屎之变法，医人不可以不知也。

虽然阳明实热之证固多，而虚寒者亦复不少。胃主容谷，今食谷欲呕者，属阳明胃气虚寒也，以吴茱萸汤主之；若得此汤而呕反剧者，人必疑此汤之误，而不知阳明与太阴相表里，其食谷欲呕者，是阳明虚甚，中见太阴，为中焦之胃气虚寒也。服吴茱萸汤之后反剧者，是太阴虚回，中见阳明，为上焦之胃口转热也。此为从阴出阳，寒去热生之吉兆，可以析其疑曰：太阴湿土，喜得阳明之燥气，其病机属上焦而向愈也。书曰：若药不瞑眩，厥疾不瘳，其斯之谓软？

【述】 上五节论阳明实热之证，此节又提虚寒一条，以结上文五节之意。

吴茱萸汤方

吴茱萸一升，酒洗　人参三两　生姜六两，切　大枣十二枚，擘

上四味，以水七升，煮取二升，去滓，温服七合，日三服。

前言太阳阳明，今试重申其转属之义。太阳病，寸缓为阳气虚；关浮为中气虚，

---

〔1〕清道：即圊道，指大肠。

尺弱为阴气虚。其人发热汗出，复恶寒，皆为桂枝证之未解。又于不呕，知其里气之和。里气既和，缘何心下又发痞？但心下痞，非本有之证者，此以医下之太早所致也。如其不因误下者，邪热入里则罢。太阳之本寒，从阳明之燥化，病人不恶寒而且口渴者，此太阳转属阳明也。其小便数者，津液下渗，大便必硬。是硬为津液之不足，非胃家之有余，即不更衣十日，亦无所为痞满硬痛之苦也。若津液竭而渴欲饮水，宜少少与之，以润其燥。然此但因其渴而以通权之法救之。审其实系水津不布而渴者，又宜五苓散，助脾气之转输，而使水津之散布。夫曰十日无所苦，承气汤既不可用；饮水不至数升，白虎加人参汤又非所宜。惟助脾气以转输，多饮暖水以出汗，则内外俱松。须知病从太阳而入者，仍从太阳而出也。此散不能养液，但以阳明病与转属阳明者，或异或同，可分可合，亦视治者之活法耳。

【述】　此章凡七节，皆论太阳阳明也。首节统论转属之意，次节甚言津液之不可亡，三节、四节申言亡津液遂成胃热脾弱之证，五节言发汗后转属阳明，六节言吐后转属阳明，七节总言发汗、吐、下皆能转属阳明，皆所以亡津液也。

津液根于身中之真阴，脉寸缓为阳微，而汗出少者，阴阳同等，为自和也；汗出多者，阴液亡而阳反独盛，故为太过，此皆自出之汗也。若阳脉不微而实，医因发其汗而出多者，亦为太过。太过为阳亢，与阴隔绝而不相和于里。何也？发汗亡其津液，而大便因硬也。

上节亡津液是本旨，而五苓散特为转属证之变治，非亡津液之主方。此节复足上文亡津液之意[1]，而治法自在言外。汪苓友云即用下麻仁丸。愚以为麻仁丸未尽其量。

阳绝于里其脉奈何？盖胃土为阳土，贵得阴气以和之。若病入脉浮而芤，浮为亢阳，

---

〔1〕复足（jù 据）：再补充。足，补充、补足，见于《列子·杨朱》"以昼足夜"。

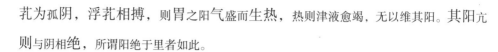

芤为孤阴，浮芤相搏，则胃之阳气盛而生热，热则津液愈竭，无以维其阳。其阳亢则与阴相绝，所谓阳绝于里者如此。

此又承上文而申言阳绝之脉。

【愚按】 浮为阳之阳，言阳邪也。其阳之阳，言人身之阳气也。

阴虚不能以和阳，诊之于手之气口则芤，诊之于足之跌阳则涩。跌阳者，胃脉也。胃为阳，脾为阴。今跌阳脉浮而涩，浮则胃之阳气强，涩则脾之津液泄而小便数。浮涩相搏，其津液不能返入胃中，而大便则难。夫脾土为胃行其津液者也。津液鲜少，则其脾无可奈何为穷约，麻仁丸主之。泻胃之阳即扶脾之阴也。

此从上文阳绝之脉而补出阴虚之脉，出其方治也。

麻仁丸方

麻子仁二升　芍药半斤　枳实半斤，炙　大黄一斤，去皮　厚朴一尺，炙去皮　杏仁一升，去皮尖，别作脂[1]

上六味，为末，炼蜜为丸，桐子大。每服十丸，日三服，渐加，以知为度。

有汗后而转属者。太阳病三日，发汗不解，热从内出，如甑釜之蒸蒸发热者，乃热邪内陷，与阳明水谷之气合并而为热，属于胃也。必也，釜底抽薪而热自愈，以调胃承气汤主之。

【述】 此言热邪由汗后而入于胃腑也。阳明者，无形之气化也；胃者，有形之胃腑也。

有吐后而转属者。夫有形之邪，在于胃之上脘，宜吐而越之。今伤寒吐后，则上脘之邪已去，而腹仍胀满者，乃中下之实邪未解也，宜与调胃承气汤。

此言吐后而热邪仍留而未解也。

总而言之，大凡太阳病若吐、若下、若发汗，则津液亡矣。津液亡于外，则燥

---

〔1〕厚朴一尺：底本作"厚朴一斤"，据宏文阁本改。

热甚于内，故微烦；又走其津液而小便数^[1]。大便因小便之数而致硬者，与小承气汤和之，愈。

此总论发汗、吐、下后皆可以转属于阳明也。

非关转属，其病为阳明自得之病。得病二日算起至三日，始满二日，值阳明主气之期，阳明为气血之主，邪伤则不能自振，故脉弱。自得之病不关转属，故无太阳柴胡证。胃热上乘于心则烦，烦极而卧不安则躁。胃居于心下，邪实于胃，故心下硬。胃气未虚则能食，今病至四五日，虽能食，亦不可遽以为能食而大下之，宜以小承气汤不及升而少少与，微和之，令烦躁小安。至六日，仍不大便，仍与小承气汤，加至一升，使得大便而止。甚矣！小承气汤之不可多用也如此。若烦躁心下硬，其不大便至于六七日，似可以大下无疑矣，而只因其小便少一证者，津液尚还入胃中，虽不能食，而与谵语、潮热、有燥屎之不能食者不同。但初头硬，后必溏，未定成硬，攻之必溏。须待小便利，屎定成硬，乃可攻之，宜大承气汤。甚矣！大承气汤之不可骤用也如此。

【述】 此章凡五节，论阳明自病非关转属。首节反复辩论，以示不可轻攻之意。后四节又于阳明中从《内经》悍气之旨，悟出悍热之气为病最急，又不可泥于不可轻攻之说，徐徐缓下，以成莫救之患也。

然亦不可拘于不轻下之说以误事也。阳明有悍热之气，为害最速，不可不知。《灵枢·动输》篇云：胃气上注于肺，其悍气上冲头者，循咽上走空窍，循眼系，入络脑，出顑^[2]，下客主人^[3]，循牙车，合阳明，并下人迎。此卫气别走于阳明，故阴阳上下，其动若一。伤寒六七日，为一经已周，其悍热之气上走空窍，而循目系，故目中不了了，睛不和。其悍热之气别走阳明，上循空窍，不在表而亦不在里，故无表里证。惟其无里证，故大便不硬，而只觉其难；惟其无表证，故身不大热而止微热者，此悍气之病而为实也，急下之，

---

〔1〕走：泄，丢失。
〔2〕顑（kǎn 砍）：即腮帮。
〔3〕客主人：即足少阳胆经之上关穴。

宜大承气汤。急下之以救其阴，稍缓则无及矣。

【述】 此言阳明悍热为病是当急下，又不可拘于小便利而后下之也。不了了者，病人之目视物不明了也。睛不和者，医者视病人之睛光，或昏暗或散乱也。

【按】 此证初看似不甚重，至八九日必死。若遇读薛立斋，张景岳书及老秀才多阅八家书，惯走富贵门者从中作主，其死定矣。余所以不肯为无益之谈，止令拂衣而去矣！

【按语】 陈修园此段"按"告诫读者，某些危重病证，从表面看，虽不甚重，但不可大意，必须认真辨识，果断施治。至于指责读薛、张书之误及多阅各家著作之非，则属偏见，不足取。其中"老秀才多阅八家书"所指不详。此句应理解为：如果不接触临床实际，即使读很多的书，空谈理论，也不可能把病治好。

又有宜急下者。阳明病，审其发热，系悍气之为热。其汗多者，为热势炎炎而津液尽出。亢阳无阴，缓则无及，急下之，宜大承气汤。

此言悍热之气内出，迫其津液外亡者之宜急下也。魏千子云：止发热汗出，无燥渴硬实之证，而亦急下者，病在悍气愈明矣。

更有宜急下者。悍热为病，阳气盛也。阳盛则阴虚，复发汗以伤阴液，其病不解，悍热之气反留于腹。其腹满痛者，与燥屎之可以缓下者不同，须急下之，宜大承气汤。

【述】 此言悍热之气不上走于空窍，而下循于脐腹者，亦宜急下也。

以上为阳明三急下证。

三急下之外，又有不可以言急，而亦不可以姑缓者，医者不可不明。腹虽不痛，而常满不减，即偶减一二分亦不足言，虽不甚危，亦当下之。以其病在阳明，无形之悍气从肓膜而聚[1]，有形之胸腹又与阳明之本气不同，必宜大承气汤，方足以济之也。

---

[1]肓膜：心下膈上的脂膜。王冰注："肓膜，谓五脏之间，鬲中膜也。"

【述】　承上文而言，腹满痛者固宜急下，若不痛而满云云，虽不甚急，而病在悍气，非下不足以济之也。

问曰：三急下证，本经并不说出悍气，兹何以知其为悍气也？答曰：阳明有胃气，有燥气，有悍气。悍气者，别走阳明，而下循于脐腹。《素问·痹论》云：卫气者，水谷之悍气也。其气慓疾滑利，不入于脉，循皮肤之中、分肉之间，薰于肓膜，散于胸腹。目中不了了、睛不和者，上走空窍也。发热汗多者，循皮肤、分肉之间也；腹满痛者，薰肓膜而散胸腹也。慓悍之气伤人甚捷，非若阳明燥实之证内归中土、无所复传，可以缓治也。故下一"急"字，有急不容待之意焉，所谓意不尽言也。学者得其意而通之，则缓急攸分，轻重立见，庶不临时舛错也。

【按】　仲师自序云撰用《素问》九卷，可知《伤寒论》全书皆《素问》九卷之菁华也。钱塘张氏注中补出"悍气"二字，可谓读书得间[1]。然长沙何以不明提此二字乎？不知《伤寒论》字字皆经，却无一字引经，撰用之，所以入神也。

合病既审脉而知其顺与否，亦审脉而知其可下与否。阳明为金土，少阳为木火，二阳合病，则土受木克，金被火克，故必下利。若阳明脉大，与少阳脉弦相敌，其脉不负者，与病机为顺也。若只见少阳之脉弦，而不见阳明之脉大，为阳明负于少阳者，于正气为失也。然木火固能乘其所胜而克金土，金土却亦能乘其所不胜而侮木火，此胜彼屈，互相克贼，两败俱伤，名为负也。盖阳明负于少阳则下利，少阳负于阳明则有宿食。若脉滑而数者，乃内有宿食也。阳明戊土有余，少阳初生之甲木都于土中，不能畅达，当下之，以平土中之敦阜[2]，而助初生之甲木，宜大承气汤。

---

〔1〕读书得间（jiàn　鉴）：读书能于无字处领悟其精神。间，本义"间隙"，引伸为无字处。陈修园尝谓，读仲景书"当于无字处求字"。

〔2〕敦阜：厚土。土运太过称"敦阜"。

此言阳明少阳合病，审其应下者下之，中寓土郁夺之、木郁达之二义。

【述】　《经》云：食入于胃，散精于肝。又土得木而疏，阳明土胜，少阳木屈，则为顽土。故木不可太胜，土亦不可太旺，平则治，偏则病也。

病有不在阳明之经腑，而在于阳明之络者，不可不知。然而络病下后，又有瘀血与便脓血之不同。病人外无头痛恶寒之表证，内无谵语硬满之里证，发热七八日，值阳明主气之期，阳热不退则阴液日亏，虽脉浮数者，宜汗而不宜下。然发热而不恶寒，汗之不可，欲为发热证筹一去路，亦可斟酌下之，以除络中之热。然谓之可者，几经详慎，若差之毫厘，则为大不可也。假令已下，其脉浮已解而数不解，是络热不因下而除，反乘下后内虚，而合于胃而为热。胃热则消谷善饥，至六七日，再值阳明主气之期，若不大便者，热得燥气而横，血因燥热而凝，知其有瘀血也，宜抵当汤。夫抵当汤为攻瘀之的方，兹不直断之曰"主"之，而仅商之曰"宜"者，盖欲临证者，审其有身黄、小便自利、善忘、如狂等证，而后用此剂而得宜也。若脉浮已解而数不解，而且下利不止，是血不为热灼而为瘀，反为热逼而下奔，必又协肠胃之热，而便脓血也。此证温剂有桃花汤，寒剂有白头翁汤，浅而易知，不必特立方治也。

此论邪干阳阴之络，处方宜详慎而灵活也。

阳明之里即是太阴，合其气则为黄，请先言寒湿。伤寒法应发汗，所以使热从汗越也。乃发汗已，而通身与目俱为黄，所以然者，暴感之寒邪，郁于表者已解，而以本有之寒湿病在里者不解故也。盖湿热之黄可下，而此以寒湿为黄不可下也，当于寒湿中求其法而治之。

此言寒湿发黄，不可误以湿热之法治之。五苓、真武皆正方也。时法加入茵陈蒿亦妙。

【述】　此章凡四节，论阳明之热合太阴之湿，而为发黄证。

湿热之黄，治法何如？伤寒七八日，又当再经之期，湿热现于外，故身黄如橘子色；湿热郁于里，故小便不利。其腹微满者，因小便不利所致也，以茵陈蒿汤主之。

此言湿热郁于内外也。

伤寒，湿热已发于外，而不郁于里，故只身黄发热，而无别证者，以栀子柏皮汤主之。

此言湿热之发于外也。

栀子柏皮汤方

栀子一十五个，擘　甘草一两，炙　黄柏二两

上三味，以水四升，煮取一升半，去滓，分温再服。

伤寒，表证未解而瘀热在里，与太阴之湿气混合，身必发黄，以麻黄连翘赤小豆汤主之。

此言湿热之瘀于内也。

【述】　太阳之发黄，乃太阳之标热下合太阴之湿气。阳明之发黄，亦阳明之燥热内合太阴之湿化。若止病本气而不合太阴，俱不发黄，故曰太阴者，身当发黄；若小便自利者，不能发黄也。

麻黄连翘赤小豆汤方

麻黄二两，去节　赤小豆一升　连翘二两　杏仁四十个，去皮尖　大枣十二枚，擘　生梓白皮一升　生姜二两　甘草二两，炙

上八味，以潦水一斗，先煮麻黄，再沸，去上沫，纳诸药，煮取三升，分温三服，半日服尽。

【按】　无梓皮，以茵陈代之。

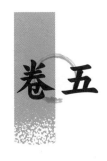

卷五

辨少阳病脉证篇计十节

少阳者一阳也[1]。少阳之为病奈何?《内经》云:少阳之上,相火主之。苦从火化,火胜则干,故口苦,咽干。又云:少阳为甲木。风虚动眩,皆属于木,故目弦也。少阳气化之为病如此。

此节为少阳证之提纲,主少阳之气化而言也。

柯韵伯云:太阳主表,头痛项强为提纲。阳明主里,胃家实为提纲。少阳主半表半里之位,仲景特揭口苦、咽干、目眩为提纲,至当不易之理也。盖口、咽、目三者,不可谓之表,亦不可谓之里,是表之入里,里之出表处,所谓半表半里也。三者能开能合,恰合枢机之象。苦、干、眩者,皆相火上走空窍而为病也。此病自内之外,人所不知,惟病人自知。诊家所以不可无

---

〔1〕少阳者一阳也:原指足少阳经在人体中的位置和作用。《素问·阴阳类论》云,所谓三阳者,太阳为经;所谓二阳者,阳明也;一阳者,少阳也。又云:三阳为经,二阳为维,一阳为游部。据《类经》注,周身之脉,惟足太阳为巨,通巅下背,独统阳分,故曰经。阳明上布头面,下循胸腹,独居三阴之中,维络于前,故曰维。少阳在侧,前行则会于阳明,后行则会于太阳,出入于二阳之间,故曰游部。陈修园引用此句,作为伤寒由表传里层次的说理依据之一。

问法。

三证为少阳病机兼风寒杂病而言。

少阳之脉，从耳后入耳中，出走耳前。少阳中风，风扰其窍道，故两耳无所闻。少阳之脉起目锐眦，风火交攻，故目赤。少阳之枢机不运，故胸中满。少阳相火之气内合于君火，火盛而生烦者，为少阳自受之风邪，不可吐下，以伤上下二焦之气。若吐下以伤之，则因吐而伤少阳三焦之气，上合厥阴之心包而悸。因下而伤少阳胆木之气，内合厥阴之肝而惊。

此言少阳自受之风邪，戒其不可吐下也。上节提其总纲，专就气化而言；此节补出经脉病治，就经脉而言也。

少阳伤寒，脉现出本象之弦，并现出寒伤经气之细，少阳之脉上头角，故头痛。少阳之上，相火主之，其发热者，露出相火之本象，此属少阳自受之寒邪也。少阳主枢，非主表，不可发汗，惟小柴胡汤加减为对证。若发汗，竭其津液，以致胃干，则发谵语。夫枢者，少阳也。而所以运此枢者，不属于少阳而属胃，胃之关系綦重也[1]。胃和则能转枢而病愈；胃不和，则少阳三焦之气内合厥阴心包而烦，少阳胆气失其决断之职而悸。推而言之，胃为五脏六腑之本，皆可以少阳属胃之一说悟之也。

此言少阳自受之寒邪，戒其不可发汗也。合上节所谓少阳有汗、吐、下三禁是也。汉文辞短意长，读者当于互文见意[2]。

少阳为病，何以谓之转属？本太阳标阳之病，不解，与少阳相火为一属。今因不解，而转入少阳者，少阳不得枢转，则胁下硬满，枢机逆而胃气不和，则干呕不能食，不能由枢而开合，故往来寒热。然尚未吐下，中气犹未伤也。脉沉紧者，枢逆于内，不得外达也。与小柴胡汤，达太阳之气，使之从枢以外出。

此言太阳之转属少阳，非少阳之自为病也。

---

〔1〕綦（jī 基）：极。

〔2〕互文见意：上下文互相参看，以了解其含义。

若已经吐、下、发汗，三禁之外，又加温针助火兼伤经脉，四者犯一，则发谵语，以谵语为此证关键。可知柴胡汤证不见而罢，此为少阳枢坏之病。审其或吐下而逆，或犯发汗而逆，或犯温针而逆，知犯何逆，随其所犯而以法救治之。

此言已犯吐、下、发汗之禁，当审其救治之法也。补出温针，见温针虽不常用，而其为祸更烈也。时医辄用火灸，更以人命为戏矣。

太阳主开，阳明主合，少阳主枢。三阳合病，则开、合、枢俱病矣。关上为少阳之部位，今脉见太阳之浮，阳明之大，二阳浮大之脉，俱上于少阳之关上，是二阳开合之机俱逆于少阳枢内而不能出也。入而不出，内而不外，则三阳之气俱行于阴，故但欲眠睡，开目为阳，合目为阴。今卫外之阳气乘目合之顷，内行于阴，则外失所卫而出汗。

此虽三阳合病，而以少阳为主也。庞安常云：脉不言弦者，隐于浮大也。

邪在少阳，入阴最近，此以循次而言也。然入阴原不必拘于次也[1]。即如伤寒六七日，阴阳六气相传，一周已过，又当来复于太阳之期，若得少阳之枢转，正可以从太阳之开而出矣[2]。今身无大热，其人烦躁者，此为太阳已去，故身无大热，邪入少阴故见烦躁也。是可见枢有权则转外，枢失职则内入，当于少阳一经三致意也。推而言之，太阳与少阴一表一里、雌雄相应之道也。若当太阳主气之期，不从表而出于阳，即从里而入于阴矣。而少阳直入于厥阴者亦然。今医者止守日传一经之说，必以太阳传入阳明、阳明传入少阳、少阳传入太阴等经矣。岂知经气之传有定，至于病气，或随经气而传，或不随经气而传，变动不居有如是哉！

此从少阳而推广传经之义也。

然亦有以次相传者。伤寒三日，为少阳主气之期，亦阴阳交换之时也。若病气随经而行，则三阳为尽，三阴当以次受邪，邪入太阴，则不能食而呕矣，乃其人反能食而不呕，

[1]入阴：底本作"太阴"，宏文阁本作"入阴"。从本节上下文看，当以"入阴"为是。

[2]正可以：底本作"止可以"，据宏文阁本改。

其病邪不随经而入于太阴。太阴为三阴之首，既不受邪若此，即此知其为三阴俱不受邪也。

此言少阳亦有以次而传，与上文互相发明。

【述】　此当与太阳篇"至七日以上自愈者，以行其经尽"节合看，则传经了然。

伤寒三日，乃少阳主气之期，若脉弦大为病进。今少阳本弦之脉转而为小者，不惟不入于阴，即少阳之病亦欲已也。《经》曰：大为病进，小为病退者此也。

此承上文而言少阳之病欲自已也。

少阳病，欲解时，从寅至辰上。盖以少阳之气旺于寅卯，至辰上而其气已化，阳气大旺，正可胜邪故也。

此言少阳病之得旺时而愈也。

【愚按】　少阳病脉证并治法，仲师原论只十条。注家因寥寥数条，疑其散失不全，或疑为叔和散编入诸经，辩论不一，余向亦信从之。自甲寅至庚申，每日诊病后，即谢绝应酬，与《伤寒论》《金匮》二书为寝食，乃知前此之所信从者误也。今姑节录其说，而辨正于后，起今古而同堂，谅韵伯、平伯诸先生当亦许余为直友也。

柯韵伯云：六经各有提纲，则应用各有方法，如太阳之提纲主表，法当汗解，而表有虚实之不同，故立桂枝、麻黄二法。阳明提纲主胃实，法当下解，而实亦有微甚，故分大、小承气。少阳提纲有口苦、咽干、目眩等症，法当清火。而火有虚实，若邪在半表，则制小柴胡以解虚火之游行、大柴胡以解相火之热结，此治少阳寒热往来之二法也；若邪入心腹之半里，则有半夏泻心、黄连、黄芩等剂。叔和搜采仲景旧论，于少阳、太阴二经不录一方，因不知少阳证，故不知少阳方耳。著《论翼》将小柴胡汤、大柴胡汤、柴胡桂枝干姜汤、柴胡桂枝汤、柴胡加龙骨牡蛎汤、黄连汤、黄芩汤皆移入内。

陈平伯云：少阳一经居半表半里之界，凡伤寒在经之邪由阳入阴者，每从兹传入，名曰阳枢。不离半表，而仍不主乎表，故不可发汗；不离半里，而又不主乎里，故不可吐下；惟小柴胡和解一法，为本经的对之方。然病机有偏表偏里之殊，即治法有从阴从阳之异[1]，所以麻、桂、承气无加减，而小柴胡汤不可无加减也。总之，往来寒热为本经所必有之证；故柴胡一味为本方所不减之药，其余则出入加减，随证而施。

【愚按】　柯韵伯以大、小柴胡二方为少阳半表之方，半夏泻心汤等为少阳半里之方。又云：少阳主寒热，属于半表，则寒热往来于外；属于半里，其寒热虽不往来于外，而亦相搏于中，故黄连汤、半夏泻心汤、黄芩汤、黄芩加半夏生姜汤，所治痞、痛、利、呕等证，皆是其说，却亦近道，然而浅矣。至陈平伯所言伤寒在经之邪由阳入阴，从兹传入，皆系门外话。至云"惟小柴胡和解一法为本经的对之方，病机有偏表偏里之殊，治法有从阴从阳之异"，其说亦为近道，然而泥矣。二家不知小柴胡是太阳病之转枢方，阳明及阴经当藉枢转而出者亦用之。少阳主枢，谓为少阳之方，无有不可，若谓为少阳之专方，则断断乎其不可也。近时注家，凡论中有柴胡之方，俱汇入少阳，甚者四逆散亦附其内，反以仲师活泼泼之妙成为印板。论中露出"柴胡证"三字，俨如云端指示，究竟柴胡证何尝是少阳证耶？移易圣经，亦自贻荒经之诮耳[2]！

---

〔1〕治法：底本为"法治"，据宏文阁本改。
〔2〕贻荒经之诮：违背经旨而贻笑大方。

辨太阴病脉证篇 计八节

太阴气之为病，太阴主地而主腹，故腹满为本证之提纲。然腹之所以满者，地气不升也。地气不升，则天气不降，不降故上者不能下而吐，食不下；不升则下者不能上，而自利益甚。太阴湿土主气，为阴中之至阴，阴寒在下，而湿气不化，故时腹自痛。若误以痛为实而下之，则脾土愈虚，不能转运，必于脾部之胸下结硬。此以气而言也。更以经言之，足太阴脉入腹，属脾，络胃；手太阴脉起于中焦，下络大肠，还循胃口，上膈，属肺，其义亦同。至以脏而言虽脾也，而肺亦属焉，该于经气之中，不复再赘。

此太阴证之提纲也。

太阴中风，风淫末疾[1]，故四肢烦疼，其脉为浮可知矣。今轻手诊其阳分则微，知风邪之当去矣；重手按其阴分则涩，知气血之衰少矣。又统诊其部位，上过寸下过尺而长者，是脉络相通，故为欲愈。

此言太阴腹满之内证，转而为四肢烦疼之外证；微涩之阴脉，转而为长之阳脉。由内而外，从阴而阳，故为欲愈之候也。

【按】 是后言太阴中风，未言太阴伤寒，至第六节方言太阴伤寒，学者当知仲景书互文见意。

太阴病，欲解时，从亥至丑上。何也？太阴为阴中之至阴。阴极于亥，阳生于子，至丑而阳气已增，阴得生阳之气而解也。

此言太阴病解之时也。

陈亮师云：此言太阴病解之时。太阴坤土，其象为纯阴。亥为阴之尽，与纯阴相类。阴极则复，至子则一阳生，而为来复之时。四季皆属土，而运

---

[1] 风淫末疾：风邪侵害四肢为病。

气以丑未为太阴湿土。子丑乃阳生之时，阴得阳则解，故主乎丑，而不主乎未，以未为午后一阴主之时也。从亥言之者，阴极则阳生，故连类而及之也。

太阴内主脏气，而外主肌腠。太阴病，脉浮者，病在肌腠也，可轻发肌中之微汗，宜桂枝汤。

此言太阴病之在外也。

受业侄道著按：脉浮者，太阴之土气运行也。可发汗者，太阴之地气上而为云也。桂枝汤在太阳名为解肌，在太阴名为发汗，何以言之？盖太阳以皮毛为表，太阴以肌腠为表也。

王宇泰云：病在太阳，脉浮无汗，宜麻黄汤。此脉浮，当亦无汗，而不言者，谓阴不得有汗，不必言也。不用麻黄汤而用桂枝汤，盖以三阴兼表病者俱不当大发汗也。须识无汗亦有用桂枝汤也。

【按】　时说以桂枝汤为太阳专方，而不知亦阴经之通方也；又以为治自汗之定法，而不知亦治无汗之变法也。

太阴病在外者，既有桂枝之治法矣。若病在内，自利不渴者，无中见之燥化，此属太阴，以其脾脏有寒故也，当温之，宜服四逆辈。

此言太阴病之在内也。自利者，不因下而利也。凡利则津液下注，多见口渴，惟太阴湿土之为病不渴。

受业黄奕润按：以不渴一症认太阴，是辨寒、热利之金针。

程郊倩云：三阴同属脏寒。少阴、厥阴有渴症，太阴独无渴症者，以其寒布中焦，总与龙雷之火无涉。少阴中有龙火，水底寒甚则龙升，故自利而渴；厥阴中有雷火，故有消渴。太阳一照，雷雨收声，故发热则利止，见厥复利也。

【愚按】　脾不输津于上，亦有渴症，然却不在太阴提纲之内。郊倩立言欠圆，然亦不可少此一论，为中人以下开互证之法[1]。

《内经》云：太阴之上，湿气主之，中见阳明。是以不得中见之化，则为脏寒之病。若中见太过，又为湿热相并之病。此太阴之所以有寒复有热也。伤寒脉浮而缓，手足自温者，系在太阴，而中见阳明之化也。阳明之热合于太阴之湿，即时当发身黄；若小便自利者，湿热得以下泄，不能发黄，至七八日，又值阳明主气之期，一得阳热之化，正气与邪气相争而暴烦，故虽暴烦下利日十余行，必当自止。所以然者，太阴中见热化，以脾家实，仓廪之腐秽当去故也。

此言太阴伤寒自利欲解之证也。

按成注云：下利烦躁者死，谓先利而后烦，是正气脱而邪气扰也。兹则先烦后利，是脾家之正气实，故不受邪而与之争，因暴发烦热也。

又有太阳转属之证。本太阳病，医反下之，太阳之气陷于太阴之地中，因而腹满时痛时止者，乃太阳转属太阴也。宜启下陷之阳以和不通之络，以桂枝加芍药汤主之。若满甚而为大实，常痛不定以时者，此脾胃相连，不为太阴之开，便为阳明之合。以桂枝加大黄汤主之，权开阳明之捷径，以去脾家之腐秽。

此言太阳转属太阴之病也。

受业汪桂小山云：太阳标热误下之，不特转属于太阴，亦转属于阳明也。腹满时痛，脾气不濡也，宜桂枝汤加芍药，入太阴出太阳也。大实痛者，转属阳明也。桂枝汤加大黄者，入阳明出太阳也。

桂枝加芍药汤方

桂枝三两　芍药六两　甘草二两　生姜三两　大枣十二枚

上五味，以水七升，煮取三升，去滓，分温三服。

桂枝加大黄汤方　即前方加大黄二两。

---

[1]中人：原指常人，此处指素质一般的医生。

大实痛，权借大黄、芍药之力，以行腐秽固已。然脾胃相连，而脾气又资藉于胃气也。胃之气贯于脉，胃之强弱，征于便之利不利。太阴为病，脉弱，其人陆续自便利，其胃弱可知矣。设或不得已而通因通用，当行大黄、芍药者，亦宜减少其分两而用之，以其人胃气弱，大便易动故也。胃气为生人之本，太阴然，即六经亦莫不然也。

此一节承上节而言，减用大黄、芍药者，以胃气之不可妄伤也。

附录

沈尧封云：太阴、阳明俱属土，同主中州，病则先形诸腹。阳明为阳土，阳道实，故病则胃家实，而非满也；太阴为阴土，阴道虚，故病则腹满，而不能实也。凡风、燥、热三阳邪犯阳明，寒与湿二阴邪犯太阴，阳邪犯阳则能食而不呕，阴邪犯阴则不能食而吐；阳邪犯阳则不大便，阴邪犯阴则自利，证俱相反可认。若误下则胃中空虚，客气动膈。在阳邪则懊侬而烦，在阴邪则胸下结硬。倘再误攻，必致利不止而死。此太阴病之提纲也。凡称太阴，俱指腹满言。柯韵伯云：太阴脉布胃中络于嗌，故腹满嗌干。此热伤太阴，自阳部注经之证，非论中所云太阴自病也。仲景以太阴自病为提纲，因太阴主内，故不及中风四肢烦疼之表；又为阴中至阴，故不及热病嗌干之证。太阴为开，又阴道虚，太阴主脾所生病，脾主湿又主输，故提纲主腹满时痛而吐利，皆是里虚不固，湿胜外溢之证也。脾虚则胃亦虚，食不下者，胃不主纳也。要知胃家不实便是太阴病。

【愚按】 仲师太阴病脉证只有八证，后人谓为散失不全及王叔和之变乱。而不知八条中有体、有用、有法、有方，真能读之，则取之无尽、用之不竭矣。所可疑者，中风证四肢烦疼，言其欲愈之脉，而不言未愈时何如施治。太阴病脉浮宜桂枝汤，而不言脉若不浮如何施治。惟于自利不渴脏寒证出其方曰四逆辈，凡理中汤、通脉四逆汤、吴茱萸汤之类皆在其中。又于太阳误下转属腹时痛证，出桂枝加芍药汤方，大实痛证出桂枝加大黄汤方；文以胃气弱减大黄、芍药为训，此外并无方治。以为少则诚少矣，而不知两节两出其方，大具经权之道^[1]，宜分两截看。仲景所谓太阴证，与《内经》人伤于寒为热病腹满嗌干证不同。提纲皆言寒湿为病，以四逆辈为治内正法，桂枝汤为治外正法。自第一节至第五节，一意浅深相承，不离此旨，所谓经也，此为上半截。第六节言太阴湿土不与寒合而与热合，若小便利则不发黄。若暴烦下利则腐秽当去，是常证之外略有变局，另作一小段，为承上起下处。第七节言太阳病误下转属太阴，腹满时痛，大实痛者，以桂枝加芍药、加大黄为主治，一以和太阴之经络，变四逆辈之温而为和法，变桂枝汤之解外而为通调内外法，是于有方处通其权也；一以脾胃相连，不为太阴之开便为阳明之合，既合而为大实痛，不得不借阳明之捷径以去脾家之腐秽。要知提纲戒下，原因腹时痛而言，此从正面审到对面以立法。又于暴烦下利十余行自止节言愈尚未言方，此从腐秽既下后，而想到不自下时之治法。是于无方处互明方意，以通权也，此为下半截。总而言之，四逆辈、桂枝汤及桂枝加芍药、桂枝加大黄汤，皆太阴病之要剂。若不渴，则四逆辈必须；若脉弱，则芍、黄等慎用。脉浮有向外之势，桂枝汤之利导最宜；烦疼当未愈之时，桂枝加芍药汤亦可通用。

陈平伯谓：桂枝加芍药汤为太阴经之和剂。又谓三阴皆有经病，仲景各立主方，太阴经病主以桂枝加芍药汤，少阴经病主以麻黄附子细辛汤，厥阴经病主以当归四逆汤。原文虽止八条，而诸法无有不具。柯韵伯等增入厚朴生姜半夏甘草人参汤、白散、麻仁丸等方，欲广其用反废其活法。大抵未读圣经之前，先闻砭剥叔和之语^[2]，谓非经文无不可以任意增减移易，致有是举耳。

---

〔1〕经权之道：常变的规律。经，常也，不可改易。权，与经相对；亦指秤锤，喻可权衡变化。

〔2〕砭剥（pū 扑）：指责、攻击的意思。砭，古代以石针刺病，此处引申为规谏过失。剥，通"扑"，打击。

辨少阴病脉证篇 计四十五节

《内经》云：少阴之上，君火主之。又云：阴中之阴肾也。是少阴本热而标寒，上火而下水[1]，其病不可摸捉。故欲知少阴之为病，必先知少阴之脉象，其脉薄而不厚为微[2]，寒而不实为细[3]；又须知少阴之病情，其病似睡非睡、似醒非醒、神志昏愦，但见其欲寐。所以然者，少阴主枢转，出入于内外，今则入而不出，内而不外故也。

【述】 此先论少阴标本水火阴阳之气，其见于脉证有如是也。手足之少阴俱在内。

【按】 柯注云：仲景以微细之病脉、欲寐之病情，提纲立法于象外[4]，使人求法于象中。凡证之寒热与寒热之真假，仿此义以推之，真阴之虚实见矣。

【蔚谨按】 心病于神则脉微，肾病于精则脉细。欲寐，病于阴；不得寐，病于阳。今欲寐而不得寐，故曰但欲寐。

少阴上火而下水，水火济则阴阳交，而枢机转矣。少阴病，其脉从肺出络心，注胸中。胸中不爽，欲吐而不能吐，心中热烦，不能寐而但欲寐，此水火不济，阴阳不交，机枢不转之象也。五日正少阴主气之期，至六日其数已足。火不下交而自利，水不上交而作渴者，此属少阴之水火虚也。水虚无以沃焚[5]，火虚无以致水，虚故引水自救，

---

[1]少阴本热而标寒：根据标本中气理论，少阴本热标阴，中气为太阳寒水，故称。
上火而下水：手少阴心在上属火，足少阴肾在下属水。

[2]脉薄而不厚为微：形容微脉的体状。极细而软谓之薄，按之欲绝是为不厚。
（《濒湖脉学》）

[3]寒而不实：宏文阁本作"窄而不实"。

[4]象：现象，表现。

[5]沃焚：浇水灭火。这里指"滋水制火"法。

此少阴病寒热俱有之证也。若少阴热则小便必赤；若小便色白者，白为阴寒，少阴阴寒之病形悉具，此确切不移之诊法也。然吾又原其小便之所以白者，以下焦虚而有寒，全失上焦君火之热化，不能制水，故令色白也。

此言少阴上火下水之病也。

少阴阴阳不交之病，病人脉沉分之阴、浮分之阳俱紧，少阴原有寒，而复受外寒也。阴不得有汗，今反汗出者，阴盛于内而亡阳于外也，此属少阴，阴阳不交之故。不交则阳自阳而格绝于外，反有假热之象，法当咽痛；不交则阴自阴而独行于内，必有真寒之证，而复上吐下利。

此言少阴阴阳不交之病也。

少阴病，不可发汗，不可不知，何也？少阴病，金水不能相滋而为咳，少阴失闭藏之职而为下利，二者为少阴常有之证。若咳、利而复谵语者，知足少阴之精气妄泄，手少阴之神气浮越，必被火气劫故也。然不特谵语，且小便必难，以汗与小便皆身中之津液，以强责少阴汗，以竭其津液之源也。

此言少阴病不可发汗，以火劫汗之祸更烈也。少阴原有灸法，而少阴之热证又以火为仇。

【次男元犀谨按】 少阴咳而下利，治有两法：寒剂猪苓汤，热剂真武汤之类，皆可按脉证而神明之。

《内经》云：心部于表，肾治于里，是少阴有里亦有表也。少阴病，肾水之气少则脉细，君火之气不升则脉沉数。此病为在少阴之里，不可发汗以伤其里气。

此言少阴之里病不可多汗也。程扶生、汪苓友、郑重光注解俱以邪热传里而言，误矣！

少阴为气血之主，脉为气血之先。少阴病因反发热，权用麻黄、附子以微汗之。若脉微，则不可发汗以伤其阳，以脉微，汗而亡阳故也。因里热甚可权用下法，但误汗后，心阳已虚，而尺脉弱涩者，阴亦虚也，复不可下之以伤其阴。盖微为无阳，涩为少血，汗之亡阳，下之亡阴。此少阴阴阳两虚，既不可汗，复不可下如此。

此言少阴证之虚者，不可汗又不可下，不可误施而伤其根本也。

少阴欲愈而可治之证不可不知。少阴病，阴寒盛则脉紧。至七日外而八日，乃阳明主气之期，忽然自下利，脉变紧象而暴微，手足亦不厥而反温。盖脉紧反去者，为少阴得阳明之气，少阴病为欲解也。凡阳气暴回则烦，坚冰得暖则下。今虽发烦与下利，乃戊癸合化，生阳渐伏[1]，必自愈。

此言少阴得阳热之气而解也。

余自行医以来，每遇将死证，必以大药救之。忽而发烦下利，病家怨而更医，医家亦诋前医之误，以搔不著痒之药居功，余反因热肠受谤。甚矣！名医之不可为也。附笔于此，以为知者道。

少阴病，水胜土虚则下利，若利自止，土气复也。虽见恶寒之甚，其身屈曲向前而踡卧，然身虽恶寒，而手足为诸阳之本，禀于胃气，若手足温者，中土之气和也。有胃气则生，故可治。

此言少阴得中土之气为可治也。

少阴病，恶寒而踡，寒气甚矣。然时或自烦，而绝无躁象，烦时自觉其热，欲去衣被者，君火在上也。阴寒之气见火而消，故为可治。

此言少阴得君火之气为可治也。

少阴中风，风为阳邪，则寸口阳脉当浮，今脉阳寸已微，则知外邪不复入矣。病在少阴，则尺部阴脉当沉，今阴尺反浮者，则内邪尽从外出矣，为欲愈。

此言少阴中风欲愈之脉也。少阴伤寒之愈脉，自可类推。

少阴病欲解时，从子至寅上。盖谷经解于所王之时[2]，而少阴独解于阳生之时，阳进则阴退，阳长则阴消，即所谓阴得阳则解也。

---

〔1〕戊癸合化，生阳渐伏：阳明与少阴互相配合，阴从阳化，阳气渐渐滋生。此句即上文"少阴得阳明之气"的解释。戊，代表阳明胃；癸，代表少阴肾。

〔2〕王：同"旺"。

此言少阴得夜半之生阳而解也。

少阴而得太阳标阳之热化则生。少阴阴寒之病，上吐下利，而手足不逆冷，反发热者，此少阴而得太阳之标阳也。阴病得阳，故为不死。若不得太阳之标热，则少阴之气反陷于下，而脉不至者，当灸少阴之太溪二穴七壮，以启在下之阳。

此论少阴病而得太阳标阳之热化也。

太溪二穴在足内踝后五分跟骨上动脉陷中。

少阴热化太过而亦成病。少阴病八日，为阳明主气之期，九日为少阳主气之期，病气由阴而渐出于阳。身以外为阳，手足为诸阳之本，一身手足尽热者，阳气盛也。所以然者，以少阴之本热移在膀胱，膀胱为胞之室。膀胱热不得外发于肢体而为热，必内动其胞中之血而为便血也。

此言少阴热化太过，脏病于腑，而为便血也。

【按】　柯注下利便脓血，指大便言；热在膀胱而便血，是指小便言。汪注肾主二便，从前后便而出，皆是。

少阴热化太过，内行于里，热深者厥亦深，故少阴病但厥无汗，本无发汗之理。医者不知，而强发之，不但不能作汗，反增内热，必动其少阴之血，逆行上窍。然未知从何道之窍而出，少阴之脉循喉咙，挟舌本，系目系，或从口鼻，或从目出，是名下厥上竭。然其名亦何所取？考《内经·厥论》云：阳气衰于下则为寒厥，阴气衰于下则为热厥。其起必于足下者，以阳气起于足五指之表，阴气起于足五指之里也。今以但厥无汗之少阴病，因发汗而鼓激少阴热化之邪自下而逆上，上因失血而竭。少阴原少血之脏，血竭故为难治。

此言少阴热化太过，误发少阴汗之变证难治也。

以上三节，皆言少阴热化证。

少阴病，标寒外呈，必定恶寒，恶寒之甚，其身必踡，以少阴之脉，从然谷至俞府，皆行身之前，脉起足心，足恶寒则引起而踡也。若少阴标寒内陷，不止恶寒，而且自利，此内外皆寒，不得君火之本热，病之至危者也。然犹幸其手足之温，验阳气之未绝，若手足逆冷者，为真阳已败，不治。

【述】　此章凡六节，皆言少阴阳气衰微，而为不治之死证也。

少阴阴寒为病，得太阳之标阳可治，得君火之本热可治，下焦之生气上升可治，中焦之土气自和可治。四者全无，故为难治。

少阴病，上吐下利，恐阴阳水火之气顷刻离决。然阴阳水火之气全藉中土交合，若中土气败，则阴不交于阳而躁，阳不交于阴而烦。且土气既败，不能旁达，而为四肢逆冷者，死。

此言少阴藉中土之气交上下而达四旁。若胃气绝，则阴阳离，故主死也。

少阴病，下利不止，则阴竭于下矣。若下利既止，其人似可得生。乃利虽止，而头竟眩，眩甚则昏冒，且时时自冒者，主死。何也？人身阴阳相为倚附者也。下利则阴竭于下，阴竭则孤阳无依，遂上脱而为眩冒之死证。可见阳回利止则生，阴尽利止则死矣。可见利止而眩冒为死证，利不止而眩冒更为死证矣。

此言少阴孤阳上脱者死也。"时时自冒"句下一"自"字，见病非外来，气脱时自呈之危象。

少阴病，阳气不行于四肢，故四逆；阳气不布于周身，故恶寒而身蜷；阳气不通于经脉，故脉不至。且不见心烦，而惟见躁扰者，纯阴无阳之中，忽呈阴证似阳，为火将绝而暴张之状，主死。

此言少阴有阴无阳者死也。

少阴病六日已过，至七日，乃由阴而阳之候。一呼一吸为一息，呼出心与肺，吸入肾与肝。今息高者，少阴气绝于下，止呼出而不能吸入，生气上脱，有出无入，故死。

此言少阴生气脱于上者死也。

少阴病，脉微细沉，但欲卧，为阳虚不能外达，惟行于内也。汗出，为阳气不能外达，外失所卫而不固也。不烦，自欲吐，为不得上焦君火之化也。此少阴阴寒之本病，尚非必死之候，亦非必不死之候也。惟于五日为少阴主气之期，至六日而足其数，视其阴阳胜复何如耳。如五六日间，真阳自复，或因药力而复，阳复则寒解；否则阴胜而危，故少阴病以五六日为生死之关。如至五六日，其病不解，上言汗出为阳亡于表，今则自利，为阳绝于里，里寒甚于表寒也。上言不烦欲吐，为里本无热，今则复烦躁，为寒邪逼脏，真寒反为假热也。止言但欲卧，是阳气受困，今则不得卧寐者，是真阳被逼，无所归而飞越也，此皆阳气外脱，主死。

此言少阴阳气外脱者死也。

少阴标寒而本热，太阳标热而本寒。少阴病，始得之，当不发热，今反发热，是少阴而得太阳标热之化也。既得太阳之标热，其脉应浮。今诊其脉沉者，为虽得太阳之标，而仍陷少阴之里也。以麻黄附子细辛汤主之，使少阴、太阳交和于内外则愈。

此言少阴得太阳之标阳，而太阳之标阳又陷于少阴之里阴也。

麻黄附子细辛汤方

麻黄二两，去节　细辛二两　附子一枚，炮，去皮，破八片

上三味，以水一斗，先煮麻黄，减二升，去上沫；纳诸药，煮取三升，去滓，温服一升，日三服。

【述】　此章凡九节，论少阴自得之病，或得太阳之标，或得君火之化，或得水阴之气，或在于表，或在于里，或在于经，或归于中土，不可执一而治也。

少阴病　反发热，自始得之以及二三日，值少阳主气之期，阴枢藉阳枢以转出，宜麻黄附子甘草汤微发其汗。夫太阳主表，而内合于少阴；少阴主里，而外合于太阳。今以二三日无少阴之里证，止是发热得太阳之表证，故微发汗也。

此言少阴得太阳之表证，二三日可微发汗。

麻黄附子甘草汤方

麻黄二两，去节　甘草二两，炙　附子一枚，炮，去皮

上三味，以水七升，先煮麻黄一二沸，去上沫；纳诸药，煮取三升，去滓，温服一升，日三服。

少阴病，得之二三日以上，自二日以及三日，各随三阳主气之期，以助上焦君火

之热化也。下焦水阴之气不能上交于君火，故心中烦；上焦君火之气不能下入于水阴，故不得卧。法宜壮水之主以制阳光，以黄连阿胶汤主之。

此言少阴上焦君火之热化也。

黄连阿胶汤方

黄连四两　黄芩一两　芍药二两　鸡子黄二枚　阿胶三两

上五味，以水五升，先煮三物，取二升，去滓；纳胶烊尽，小冷；纳鸡子黄，搅令相得，温取七合，日三服。

受业周易图按：鸡属酉金而黄象地，用二枚者，取地二之阴以补心也。

少阴病，君火不宣，而太阳寒水之气用事，得之一日，正当太阳主气之期，足其数至于二日，火用不宣，全无燥渴，故口中和。背为阳，阳中之阳心也，又太阳其行在背。其人背恶寒者，是心主阳衰、太阳寒盛之证，当灸之。灸鬲、关二穴，以救太阳之寒，灸关元一穴，以助元阳之气。法宜益火之源，以消阴翳，以附子汤主之。

此节言少阴病上焦君火衰微，反得太阳之寒化。下节言下焦生阳不起，从阴而内注于骨也。

附子汤方

附子二枚，炮，破八片，去皮　茯苓二两　人参二两　白术四两　芍药三两

上五味，以水八升，煮取三升，去滓，温服一升，日三服。

少阴病，下焦生阳之气不周于一身，故身体痛，生阳之气不充于四肢[1]，故手足寒；生阳之气不行于骨节，故骨节痛。脉沉者，生阳之气陷而不举也，亦以附子汤主之。

【述】　君火者，上焦君主之心火。生阳者，下焦水中之生阳，即先天之真火也。少阴病，不得君火之热化者死，热化太过者病；不得生阳之气者死，生阳渐复者生。

---

〔1〕不充于四肢：底本为"不刻于四肢"，据宏文阁本改。

【按】　柯注此与麻黄附子甘草汤，皆是治少阴证，而有出入之不同。《经》曰：少阴之阴，其入于经也，从阳部注于经，其出者从阴内注于骨。发热脉沉，无里证者，从阳部注于经也；身体痛，骨节痛，脉沉者，从阴内注于骨也。从阳注经，是表热里寒，病从外来，故温而兼散；从阴注骨，是表寒里虚，病从内出，故温而兼补。

感君火之化，而病有形之经脉，奈何？少阴病，热化太过，则闭藏失职而下利[1]；热化太过，则阴络受伤而便脓血。须知便脓血者，大肠郁化之腐脓与阴络之血相并而出，与下利清谷不同也，以桃花汤主之。

此合下二节，言少阴感君火之热化，不病无形之气化，而病有形之经脉也。

桃花汤方

赤石脂一斤（一半全用，一半筛末）　干姜一两　粳米一升

上三味，以水七升，煮米令熟，去滓；温服七合，纳赤石脂末方寸匕，日三服。若一服愈，余勿服。

少阴病，君火之热化太过者，二日阳明主气之期，得燥气之助而更甚；过少阳之三日，阳经已遍。至四日太阴，以及五日，正为少阴主气之期，热气欲奔注而下利。其未利之前，必先腹痛。下利则水液全归于大肠，其未利之前，必先小便不利，旋而下利不止，其便非清谷而为脓血者，亦以桃花汤主之。

此即上节之义，而复详其病情也。

凡病在经脉者，宜刺之。少阴病，下利，便脓血者，经脉之病也，可刺。

受业黄奕润云：此亦申明上文之义。少阴内主水火，外主经脉。水火病于内，不能循经脉出入，故标阴之水气干于脾而下利，本热之火气干于胃

---

〔1〕闭藏：即封藏，指肾的藏精作用。

而便脓血。刺之则经脉通，水火运行内外矣。

【按】 常器之云：可刺幽门二穴（在腹第二行，挟巨阙两旁各五分）、交信二穴（在内踝上二寸）。郭白云云：刺当作灸。而不知经脉之病宜刺不宜灸也。柯韵伯云：便脓血亦是热入血室所致，刺期门以泻之。病在少阴而刺厥阴，实则泻其子也。

虽然，少阴先天水火之气皆赖后天中土以资生而资始也，医者必明乎此，方可与言少阴之证治。少阴病，上吐下利，则中土虚矣；中土虚不能灌溉四旁，故手足厥冷；不能交媾水火，故烦躁。其烦躁欲死者，水自水，火自火，阴阳欲合而不得也，以吴茱萸汤主之。

此一节，言少阴水火之气皆本阳明之水谷以资生，而复交会于中土，以总结上文数节之义。

少阴上火下水而主枢机。今少阴病，水在下而火不能下济，故下利；火在上而水不能上交[1]，故咽痛；上下水火不交，则神机枢转不出，故胸满。且神机枢转不出，郁于内则心未有不烦者，以猪肤汤主之。

【述】 此章凡四节，俱论少阴主枢，旋转内外，无有止息，逆则病也。

猪肤汤方

猪肤一斤

上一味，以水一斗，煮取五升，去滓；加白蜜一升，白粉五合，熬香，和令相得，温分六服。

少阴之脉，从心系上挟咽。今少阴病二三日，乃三阳主气之期。少阴君火，外合三阳，上循经脉而及咽。其咽痛者，可与甘草汤；服汤后不差者，与桔梗汤。

【述】 此言少阴之气循经而上逆于咽也。

---

〔1〕故下利……不能上交：此十二字据宏文阁等本增入。

甘草汤方

甘草二两

上一味，以水三升，煮取一升半，去滓，温服七合，日二服。

桔梗汤方

桔梗一两　甘草二两

上二味，以水三升，煮取一升，去滓，分温再服。

少阴病，咽中伤而溃烂生疮，不能语言，声不出者，奈何？盖少阴之脉，入肺循咽喉。肺属金主声，金空则鸣。肺受火气所烁，而喉咙为之室塞故也。以苦酒汤主之。

【述】　此言少阴水阴之气不能上济君火也。

或问：仲景言咽痛，咽以咽物，于喉何与，而云语声不出耶？答曰：喉与咽相附，仲景言少阴病热咽痛，而喉咙即在其中。

苦酒汤方

半夏洗，破如枣核大，十四枚　鸡子一枚，去黄，内上苦酒，著鸡子壳中

上二味，纳半夏著苦酒中，以鸡子壳置刀环中，安火上，令三沸，去滓，少少含咽之。不差，更作三剂。

少阴主枢。少阴病，热气不能从枢而出者，既有甘草汤、桔梗汤之治法矣。而寒气不能从枢而出，逆于经脉之中，而为咽中痛，非甘草、桔梗二汤所能治也，以半夏散及汤主之。

【述】　此言少阴枢机逆于经脉，不能环转而四散也。

半夏散及汤方

半夏洗　桂枝去皮　甘草炙。以上各等分。

上三味，各别捣筛已，合治之[1]。白饮和服方寸匕[2]，日三服。若不

〔1〕合治：几种药混合。

〔2〕白饮：即米汤。

能散服者，以水一升，煎七沸，纳散两方寸匕，更煎三沸；下火，令小冷，少少咽之。

少阴下利四逆，有寒热虚实之不同也。试先论虚寒：少阴脉微细、但欲寐之病，不见他证，只见下利，为阴寒在下，君火不得下交；大失闭藏之职，以白通汤主之。

【述】 此节单论下利，以起下文五节之意。

此章凡六节，言少阴四逆有寒热、虚实之不同，不必尽属于阳虚也。

凡言少阴病，皆指脉微细、但欲寐而言。

白通汤方

葱白四茎　干姜一两　附子一枚，生用，去皮，破八片

上三味，以水三升，煮取一升，去滓，分温再服。

脉之生原始于肾，从下而上，由阴而阳，自内而外。少阴病，下利，脉微者，肾脏之生阳不升也，与白通汤，以启陷下之阳。而利竟不止，反见厥逆无脉，阴邪上逆而干呕，虚阳飞越而发烦者，此非药之误也。以阴寒极盛，骤投热药而拒格耳，必取热因寒用之法[1]，与白通加猪胆汁汤主之，使药力与病气相安。服此汤，脉暴出者，灯光之焰[2]，主死；脉微续者，为阳气渐复，主生。

此言少阴之生阳陷下，视前证而较重也。

白通加猪胆汁汤方

葱白四茎　干姜一两　附子一枚，生用，去皮，破八片　人尿五合　猪胆汁一合

上三味，以水三升，煮取一升，去滓；纳胆汁、人尿，和令相得，分温再服。若无胆，亦可用。

---

〔1〕热因寒用：这里指的是"反佐法"。对真寒假热证，投以温热药治其真寒，往往出现格拒现象。在这种情况下，应在温热药中加入少许寒凉药，使病者能受纳药物。

〔2〕灯光之焰：即油尽将熄灭的灯光，形容病人临终前精神的短暂兴奋。与"回光返照"同义。

少阴病二三日，三阳主气，得阳热之化，病当自已矣；若不已，至四日又值太阴主气之期；交于五日，已满太阴之数。太阴主腹，故腹痛；脾主转输，故小便不利；脾主四肢，故四肢沉重而疼痛。自下利者，少阴之水病，而中土之闸折也[1]。益肾者水也，而主乎水者，生阳之火也。火衰不能生土，土虚不能制水，水寒用事，此为有水气，乃真武之正证。然水性无定，其人或咳，或小便利，或下利，或呕者，为真武之兼证。正证宜真武汤主之，兼证宜真武汤加减主之。

此言少阴之生阳虚，而中土因以受病也。

真武汤加减法

若咳者，加五味子半升，细辛、干姜各一两；若小便利者，去茯苓；若下利者，去芍药加干姜二两；若呕者，去附子加生姜，足前成半斤。

少阴病，下利清水完谷，寒在里也。里寒而外反热，阴盛格阳也。惟其阴盛，故手足厥逆[2]，脉微欲绝；惟其格阳，故身反不恶寒，其人面赤色。或涉于太阴而腹痛，或涉于中胃而干呕，或循经挟咽而咽痛，或中焦谷神内虚[3]，利止而脉不出者，俱以通脉四逆汤主之。

此言少阴内真寒而外假热也。

通脉四逆汤方

甘草二两，炙　附子一枚，生用，大者去皮，破八片　干姜三两

上三味，以水三升，煮取一升二合，去滓，分温再服。

其脉即渐而出者愈，非若暴出者之自无而忽有、既有而仍无，如灯火之回焰也。面赤色者，加葱九茎；腹中痛者，去葱，加芍药二两；呕者，加生姜二两；咽痛者，去芍药，加桔梗一两；利止，脉不出者，去桔梗加人参二两。

---

[1] 闸折：闸门失去作用，借喻肾的气化失畅。《素问·水热穴论》："肾者，胃之关也，关门不利，故聚水从其类也。"

[2] 手足厥逆：底本为"手足厥热"，据宏文阁本改。

[3] 中焦谷神：中焦运化水谷的主宰，此处指脾气和命门之火。

四肢为诸阳之本，四逆俱属阳气虚寒，然亦有阳气内郁者。少阴病，枢机不利，不能转阳气以达于手足，以致四肢厥逆，医者宜认定四逆谓主证，而枢机无主，随见或然之证，亦以互参。其人于四逆见证中，或病涉于肺而咳，或涉于心而悸，或涉于腑而小便不利，或标寒病于内而腹中痛，或本无郁于下而泄利下重者，统以四逆散主之。

此言少阴四逆亦有里热而致也。或咳，或利，或小便不利，同小青龙证；厥而心悸，同茯苓甘草证；或咳，或利，或小便不利，又同真武证，种种是水气为患。肾为水脏，水性无定，变证处实不离其本相。

【愚按】 少阳为阳枢，小柴胡汤为转阳枢之专方；少阴为阴枢，此散为转阴枢之专方。学者于二方细细体会，并于两方加减处细细寻绎，知其异并知其同，知其同中之异，并知其异中之同，则于本经治法思过半矣。

四逆散方

甘草炙　枳实破，水渍，炙　柴胡　芍药

上四味，各十分，捣筛，白饮和服方寸匕，日三服。

后加减法：咳者，加五味子、干姜各五分，并主下利；悸者，加桂枝五分；小便不利者，加茯苓五分；腹中痛者，加附子一枚，炮令坼；泄利下重者，先以水五升，煮薤白三升，去滓，以散三方寸匕，纳汤中，煮取一升半，分温再服。

凡少阴下利，俱属下焦虚寒，然亦有脾不转输，水津不布而利者。少阴病下利，六日为六经已遍，又交太阳所主之七日，乃阴尽出阳之期也。而利竟未止，且见肺气不调而咳，胃气不和而呕，水津不上布而渴，君火不得下交而心烦。至此，变但欲寐之本证而为不得眠者，其为热甚而躁动明矣。兹亦不用寒凉之剂，惟助脾气之转输，水津四布而诸证俱愈，如云行雨施，乾坤自有一番新景象矣，以猪苓汤主之。

此言少阴下利，不属于里寒，而出一输脾利水之治法也。利水之中兼育真阴，是又法外之法。

少阴上火下水，其病有水与火之分，其治若焚与溺之救[1]。请先论君火之亢：少阴病，得之二日，合阳明之燥化，又交于少阳主气之三日，不能合阴阳二枢以外转，反合君相二火以内焚。其证口燥咽干者，君火炽盛，水阴枯竭也。急下之，上承热气而下济水阴，缓则焦骨焚身，不可救矣，宜大承气汤。

【述】　此章凡四节，论少阴上火下水而主枢机出入者也。病在上之火者宜下之，病在下之水者宜温之。或下或温，如救焚溺，宜急而不宜缓也。首节论君火亢于上，次节论木火煽于中，三节论少阴枢转不出逆于地中，末节论少阴阴寒在下不能上达。急下急温，各有攸宜。

《难经》云：从前来者为实邪，肾之前肝也[2]。少阴病，自利清水，乃水阴不能上济而惟下泄。且所泄者止是清水，与清谷不同，其色纯青，乃肝木之色。火得木助，一水不能胜二火也。心下为土之位，土受木克必痛。少阴证以口中和、口干燥为辨寒热之金针。而此口干燥者，为火盛水竭无疑矣，亦当急下之，救垂竭之水而遏燎原之火，宜大承气汤。

此少阴之水阴为木火交煽而烁竭，虽既利之后亦宜再利，通因通用也。然自利止是清水，可知水愈去而谷愈结，仍是通因塞用。

少阴病六日，交于七日，又值太阳主气之期，其病当由阴出阳而愈矣。乃君火之气，不能从枢而出，竟陷于太阴地土之中，以致腹胀不大便者。《内经》云：暴腹胀大，皆属于热。又云：一息不运，则针机穷者此也[3]。不可不急下之，以运少阴之枢，使之外出，

---

〔1〕若焚与溺之救：好像救治被火烧和溺水者一样。意指抢救宜急，救治方法各有不同。

〔2〕从前来者为实邪，肾之前肝也：这是从五行生克关系来说明五脏受病的情况。从前来者，即病从我生（子）的方面传来，称为"实邪"。肝（木）为肾（水）之子，病从肝传肾，故为"实邪"。

〔3〕一息不运，则针机穷者此也：到了呼吸不能接续时，就没有好办法治疗了，意指治疗刻不容缓。一息，人呼吸一次谓一息。针机，针砭治病之术，此处引申为治疗方法。

宜大承气汤。

【述】　此论少阴君火枢转不出逆于地中也。

少阴先天之气发原于下而达于上。少阴阴寒之病，脉沉者，生气衰微不能上达也。急温之，以启下焦之生阳，宜四逆汤。

【述】　此言少阴之气不能由下而上也。脉沉而四逆、吐利、烦躁等证，已伏其机，脉沉即宜急温。所谓见微知著者，消患于未形也。

究之少阴水火寒热之气变幻无常，医者能于所以然处得其悟机，则头头是道矣。少阴病，饮食入口则吐，阴寒之气甚，拒格而不纳也。然何以遽定其为少阴乎？惟于不饮食之时，审其心中温温欲吐，复不能吐，以此定其为少阴枢机之病也。然胸中痰实之病，当其始得之，亦有欲吐不吐及微厥而手足发寒，与少阴寒邪相似。但少阴之脉必微细。痰滞之脉必弦迟。若脉弦迟者，此为胸中痰实，不可温其下焦也，当吐以越之。夫惟以弦迟之脉，知其膈上有痰而可吐。若膈上有寒饮，系少阴之寒气上淓。气本无形，故为有声无物之干呕者，不可吐也，急温之，温之则寒散而饮亦去矣，宜四逆汤。

【按】　此言少阴阴寒之气上淓，得食则吐，未得食则欲吐不吐，时而干呕也。中段言痰实脉证，为借宾定主笔[1]。

【述】　此二节，言少阴水火寒热之气，以终少阴之义。

少阴阴寒之证宜温。然肾为坎而主水[2]，不宜偏温，固不待言；而心属离卦[3]，离得坤之中爻[4]，亦不得过于偏温也。然而温之自有其道。少阴病，里寒下利，诊其脉

---

［1］借宾定主：比喻从许多类证中辨定主证。

［2］肾为坎而主水：坎，卦名之一。肾在八卦中属坎卦，主水。坎在八卦中象征水，肾配合五行亦属水，故称。

［3］心属离卦：离，卦名之一，象征火。心在八卦中属离卦。

［4］离得坤之中爻（yáo 肴）：离卦"☲"（中虚）是承自坤卦"☷"的爻象。"离"象征火，指阳；"坤"象征地，指阴，这句意思是阳中有阴。爻，爻象。八卦以爻象来推测事物的变化。

得阳虚之微、阴虚之涩，阳虚不能胜阴，则阴寒上逆而作呕；阴虚不能内守，则津液外越而汗出。脉证如此，亦不过揣摩其大略，犹未敢定其必然也。然则，将何以必之乎？必之于数更衣而反少者。盖以阳虚则气下坠，阴弱则勤努责也。此时既欲救阳，又欲护阴，用药不可偏胜。再四思维，只当温药扶阳养阴外，其上取百会穴而灸之。既已用姜附辈之补阳而温中，更当助姜附辈之升阳而行上，则下利可止，此即下病上取法也。

【述】 少阴上火下水而主神机出入。故少阴篇中俱论阴阳、水火、神机枢转、上下出入之至理。知正气之出入如是，即知邪气之出入亦如是。因邪以识正，由正以识邪，邪去则正自复，正复则邪自去。攻也、补也，一而二、二而一也，悟此可以入道矣。若徒泥章句，不能通其意于言外，虽日读仲景书，日用仲景方，终属门外汉耳！

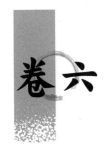

卷六

辨厥阴病脉证篇计五十五节

《内经》云：厥阴之上，风气主之，中见少阳。是厥阴以风为本，以阴寒为标，而火热在中也。至厥阴而阴已极[1]，故不从标本，从于中见。厥阴气之为病，中见少阳之热化，则消渴。厥阴肝木在下，厥阴心包在上，风木之气从下而上，合心包，风火相击，则气上撞心，心中疼热。火能消物，故饥；胃受木克，故虽饥而不欲食。蛔感风木之气而生，蛔闻食臭则上于膈，故食则吐蛔。厥阴之标阴在下，阴在下而反下之，有阴无阳，故利不止。

此言厥阴自得之病，乃厥阴病之提纲也。

厥阴风木主气，厥阴中风，同气相感也。风为阳病，浮为阳脉。今脉微浮，以阳病而得阳脉，故为欲愈；若不浮，不得阳脉也，故为未愈。

【述】 此言厥阴中风有欲愈之脉，有未愈之脉也。三阳经中风有中风形证，伤寒有伤寒形证。三阴中惟太阴篇有太阴中风四肢烦疼、太阴伤寒手足自温二证；而少阴、厥阴，但有中风之脉，而无中风之证。盖二经受病，邪入已深，风寒形证，更无分别。但阴经之脉当沉细，今反浮者，以风为阳邪，

---

〔1〕极：极限。这里指疾病发展到最后阶段。

元气复而邪将散，故脉见微浮也，浮则欲愈矣。若脉不浮，是邪深入不能外散，故为未愈。

厥阴病欲解时，从丑至卯上，何也？少阳旺于寅卯，从丑至卯，阴尽而阳生也。解于此时者，中见少阳之化也。

此言厥阴病愈之时也。

厥阴病，阴之极也。若渴欲饮水者，得中见之化也。得中之病，即从中治，宜少少与之愈。若多与，则入于太阴而变证矣。

此言木火亢盛，得水济之，则阴阳气和而病自愈。

【男元犀按】　水为天一之真〔1〕，以水济火，贵乎得当。此曰欲饮水者，与消渴引饮有重轻也。

【述】　厥阴篇自提纲后止此三节提出厥阴病，其余则曰伤寒，曰病，曰厥，曰下利，而不明言厥阴病者，以厥阴从中治，而不从标本也。

手冷至肘、足冷至膝为四逆。手冷至腕、足冷至踝为厥。凡诸四逆厥者，多属阳气大虚，寒邪直入之证，而热深者，亦间有之。虚寒厥逆，其不可下固不待言，即热深致厥，热盛于内，内守之真阴被烁几亡，不堪再下以竭之〔2〕。吾为之大申其戒曰：此皆不可下之。推而言之，凡阴虚阳虚之家，即不厥逆，其不可下也亦然。

【述】　此起下文诸节厥逆之意。

阴阳寒热原有互换之理。厥阴伤寒，先得厥阴之标阴则厥，后得少阳中见之热化则发热。既得热化，则向之厥时而利者，必于热时自止。医者治之得法，从此厥不再作，而利亦不再下矣。否则，复得标阴之气，仍如前之见厥复利，循环不已，而病势日加矣。

---

〔1〕水为天一之真：水是天一的本原。《河图》把自然界的水、火、木、金、土分别以数字一、二、三、四、五为代表，单数为天，双数为地，故有"天一生水""地二生火""天三生木"……之说。后人称水为"天一"。真，本原。

〔2〕竭：底本作"渴"，据宏文阁本改。

此言阴阳寒热互换之理也。

然而寒热胜复，视乎胃气。厥阴伤寒始得时，即得少阳中见之热化，故发热。既至于六日，一经已过，复作再经，不得少阳中见之化，其厥反至于九日之久。厥而即利，前详其义，兹不复赘。大凡厥利者，当不能食。今反能食者，恐为除中。何以谓之除中？以其除去中气，求救于食，如灯将灭而复明之象也。当以索饼试之。索饼为肝之谷[1]，能胜胃土。今食以索饼，而不暴然发热者，知胃气尚在，故能任所胜之谷气而相安，此可以必其热来而厥回利愈。夫厥阴之厥，最喜热来，诚恐暴然之热一来，不久即出而复去也。后三日脉之，其热续在者，乃中见之热化犹存，即一阳之生气有主，期之旦日寅卯、夜半子丑而愈。所以然者，本发热六日，厥反九日，今复续补发热三日，并前六日，亦为九日，以热与厥期无太过、不及而相应，故期之旦日、夜半愈。若再后三日脉之而脉数，其热不罢者，此为中见太过，少阳热气有余，逆于肉里必发痈脓也。

此论寒热胜复之理，而归重于胃气也。

弟宾有按：索饼，素饼也，不入荤腥，故名素。夜半阳生，旦日阳长，阳进而阴退也。

【述】 此节大意，谓发热则厥利止，热去则复厥利。故厥阴发热，非即愈候。厥利转为发热，乃属愈期耳。是以厥转为热，夜半可愈。热久不罢，必发痈脓。可知仲景不是要其有有热；要其发热而厥利止，厥利止而热亦随罢，方为顺候。何注家不达此旨，强为注释，以致厥阴篇中，无数圣训反成无数疑窦耶！

前言脉数为热，便知脉迟为寒。伤寒脉迟，六七日，正藉此阴尽出阳之期，得阳之气而可望其阳复也。医者不知，而反与黄芩汤彻其热，则惟阴无阳矣。盖厥阴为阴之

---

[1]索饼为肝之谷：索饼是小麦面的制品。根据五行学说，麦生于春，为肝之谷，此说似牵强。

尽，当以得阳为主，忌见迟脉，而反见之。脉迟为里寒，今与黄芩汤复除其外热，则内外皆寒。腹中应冷，当不能食，今反能食，此名除中，谓中气已除而外去，必死。由此观之，伤寒以胃气为本之旨愈明矣。

【述】　此承上文脉数而推及脉迟，反复以明其义。

厥阴伤寒先病标阴之气而厥，后得中见之化而发热。既得热化，其下利必自止，而反汗出，咽中痛者，阴液泄于外，而火热炎于上也。《内经》云：一阴一阳结，谓之喉痹。一阴者，厥阴也；一阳者，少阳也。病厥阴而热化太过，其喉为痹。所以然者，以下利不当有汗，有汗则阳热反从汗而上升也。最妙是发热之时，阳守中而无汗，则热与厥应，而利必自止；若厥止而热与利不止，是阳热陷下，必便脓血。夫既下陷而为便脓血者，则阳热不复上升，而其喉不痹。上下经气之相通如此。

【述】　此言热化太过，随其经气之上下而为病也。

厥阴伤寒，若一二日未愈，过于三日之少阳，则从阳而交于阴矣。至四五日未愈，过于六日之厥阴，则又从阴而复于阳矣。阴阳不可见，见之于厥热二证。在阴而厥者，在阳必发热，以此知其前与后之由。四五日之前，遇阳而热者，一二日之后，遇阴必厥，以此知其深与微之病。厥深者热亦深，厥微者热亦微，此阴阳往复之理也。厥之治法应下之，以和阴阳之气，而反发汗者，必火热上炎，口伤烂赤，以厥阴之脉循颊里、环唇内故也。

此一节遥承上节"诸四逆厥者不可下之"，恐人泥其说而执一不通也。注家谓单指厥而言，非是。

【按】　前云不可下者，指承气等方而言也；此云应下之，指热证轻有四逆散，重有白虎汤，寒证有乌梅丸是也。

沈尧封云：此正邪分争，一大往来寒热病也。厥深热亦深，厥微热亦微[1]，

――――――――――

〔1〕厥微热亦微：底本为"厥热微亦微"，据宏文阁本改。

犹言寒重则发热亦重，寒轻则发热亦轻，论其常理也。其有不然者，可以决病之进退矣。故下文即论厥少热多、厥多热少，不知注伤寒者，皆以"热"字作"伏热"解，遂令厥阴病有热无寒矣。不思乌梅丸是厥阴主方，如果有热无寒，何以方中任用姜、附、桂、辛、椒大辛热耶？盖厥阴为三阴之尽，病及此者，必阴阳错杂。况厥阴肝木于卦为震，一阳居二阴之下[1]，是其本象。病则阳泛于上，阴伏于下，而下寒上热之证作矣。其病脏寒，蛔上入膈，是下寒之证据也；消渴，心中疼热，是上热之证据也。况厥者逆也，下气逆上，即是孤阳上泛，其病多升少降。凡吐蛔、气上撞心，皆是过升之病，治宜下降其逆上之阳，取《内经》高者抑之之义。其下之之法，非必硝、黄攻克实热方为下剂，即乌梅丸一方已具。方中无论黄连、乌梅、黄柏，苦、酸、咸纯阴为下降，即附子直达命门，亦莫非下降药也。下之而阳伏于下，则阴阳之气顺，而厥可愈矣。倘误认为外寒所束，而反发其汗，则心中疼热之阳尽升于上，而口伤烂赤矣。

阴阳偏则病，而平则愈。厥阴伤寒病，其标阴在下，故厥五日；热化在中，故热亦五日。盖以五日足一候之数也。设六日，过五日一候之数，当复厥，不厥者，中见之化胜，不复见标阴之象也，故自愈。然或至于六日而仍厥，而其厥之罢终不过于五日，而以发热五日较之，亦见其平，故知其不药而自愈。

【述】 此言厥热相应，阴阳平，当自愈也。

手之三阴三阳相接于手十指，足之三阴三阳相接于足十指。凡厥者，阴阳气不相顺接便为厥。厥者，手足逆冷是也。

此申明上文致厥之由，并起下文诸厥之病，承上接下之词也。

---

[1] 一阳居二阴之下：指震卦的爻象"☳"。震，卦名之一，于位为东，象征木。卦爻以"—"（阳）和"- -"（阴）互相配合。震卦爻象是"☳"，故云。

【按】 陈平伯云：本条推原所以致厥之故，不专指寒厥言也。看用"凡"字冠首，则知不独言三阴之厥，并该寒热二厥在内矣。盖阳受气于四肢，阴受气于五脏，阴阳之气相贯，如环无端。若寒厥则阳不与阴相顺接，热厥则阴不与阳相顺接也。或曰：阴不与阳相顺接，当四肢烦热，何反逆冷也？而不知热邪深入，阳气壅遏于里，不能外达于四肢，亦为厥冷，岂非阴与阳不相顺接之谓乎？仲景立言之妙如此。

受业周易图按：阴阳者，厥阴、少阳也。厥阴统诸阴之极，少阳总诸阳之始[1]，一行阴道而接于阳，一行阳道而接于阴。阴阳相贯，如环无端，此顺接也；否则，阴阳之气不交，则为厥矣！

厥有相似者，必须细辨，吐蛔尤其显然者也。而躁而不烦与烦而不躁，为少阴、厥阴之真面目，亦生证、死证之大关头。伤寒病，脉微为少阴之本脉，而厥为少阴之阴证，至再复于太阳之七日、阳明之八日，不得阳热之化，不特手足厥冷，而周身之肤亦冷。其人躁动而无暂安时者，孤阳外脱，而阴亦不能为之守也。此为少阴之脏真将绝[2]，而厥，非为厥阴之蛔厥也。蛔厥者，其人当吐蛔。以吐蛔为厥阴主证之大眼目也。今病者不躁而静，静中而复有时发烦，与无暂安时者不同，此为脏寒，蛔不安而上入于膈，故因蛔之上膈而烦，又因蛔之下膈，须臾而烦复止，得食而呕，即所谓饥不能食是也。又烦者，即所谓气上撞心，心中热是也。蛔闻食臭出，其人当自吐蛔，即所谓食则吐蛔是也。厥阴为风木之脏，虫从风生[3]，故凡厥阴之变证不一，无论见虫不见虫，辨其气化，不拘其形迹，皆可约其旨为蛔厥者，统以乌梅丸主之。又主久利方，何也？以厥阴证非厥见利，此方不特可以治厥，而并可以治利。凡阴阳不相顺接，厥而下利

---

〔1〕少阳总诸阳之始：此句"少阳"，指阳气之初生者。《素问·阴阳离合论》："厥阴之表，名曰少阳。"

〔2〕脏真：这里指肾的真气。

〔3〕虫从风生：古人取类比象，所谓"木朽为蠹""气化之生虫也"。厥阴为风木之脏，故称虫从风生，此说未免牵强。

之证，亦不能舍此而求方。

此借少阴之脏厥，托出厥阴之蛔厥，是明托法。节末补出"又主久利"四字，言外见本经厥、利相因，取乌梅丸为主，分之为蛔厥一证之专方，合之为厥阴各证之总方。以"主久利"而托出厥阴之全体，是暗托法。作文有借宾定主之诀，余请与儒医说此腐话。

乌梅丸方

乌梅三百个　细辛六两　干姜十两　黄连一斤　当归四两　附子六两，炮蜀椒四两，炒去汗　桂枝六两　人参六两　黄柏六两

上十味，异捣筛，合治之。以苦酒渍乌梅一宿，去核，蒸之五升米下，饭熟捣成泥；和药令相得，纳臼中，与蜜杵二千下，圆如梧桐子大。先食饮服十丸，日三服。稍加至二十丸。禁生冷、滑物、臭食等。

厥阴不特藉少阳之热化，而尤藉少阳、少阴之枢转。厥阴伤寒，微从少阳之热化则热少，微现厥阴之标阴则厥微。惟其热少厥微，故手足不厥冷，而止见指头带寒。少阳主阳之枢，少阴主阴之枢，阴阳枢转不出，故默默不欲食。少阳主烦，厥阴主躁，阴阳不能以骤交，故俟数日，若小便利、色白者，枢转利，而三焦之决渎得气，此热从水道之下行而除也。然病以胃气为本，故必以食验之。其人欲得食，胃气和，其病为愈；若厥而呕，少阴枢转不出也，胸胁烦满者，少阳枢转不出也。阴阳并逆，不得外出，内伤阴络，其后必便血。《内经》云：阴络伤则便血是也。

以上俱言厥阴藉少阳之热化，而此言热化之外又藉其枢转，且又藉阳枢挟阴枢而俱转也。

热邪内陷，既为便血证矣。而寒邪内陷，其证若何？病者手足厥冷，厥阴乏中见之化，而标阴之为病重矣。胸在上而主阳，腹在下而主阴。今阴邪各从其类，不结于上，故言我不结胸，结于下故小腹满，以手按之而痛者，以厥阴之脉过阴器抵少腹[1]，此冷

---

〔1〕少腹：应是小腹。《灵枢·经脉》篇："肝足厥阴之脉……过阴器，抵小腹。"

结在小腹内之膀胱关元也。

【述】　上节热邪枢转不出，逆于阴络而便脓血；此节寒邪枢转不出，逆于膀胱关元而为冷结也。

脐下四寸为中极，三寸为关元。少阳之气出于中极，循关元而上。

厥阴伤寒发热四日，厥反三日，复热四日，即厥与热之日数比较，厥少热多者，为阳气进而阴气退，其病势当易愈；若四日至七日，寒去而热不除者，阳气太过，阴血受伤，其后必便脓血。

此节言阴阳胜负可以日数之多寡验之也。

厥阴病多有便血者，以厥阴主包络而主血也。

【述】　张注：《内经》云，人之伤于寒也，则为热病[1]，热虽盛不死，是伤寒以热为贵也。然热不及者病，太过者亦病。故此二节论寒热之多少，以明不可太过与不及也。

厥阴伤寒，厥四日，热反三日，复厥五日，其病势为进，即其厥与热之日数比较，寒之数多，而热之数少，阴气盛而阳气退，故其病势为进也。

上节言热胜于厥而伤阴，此节言厥胜于热而伤阳也。

陈平伯云：上条以热多而病愈，本条以厥多而病进。注家皆以热多正胜、厥多邪胜立论，大失仲景本旨。如果热多为正胜，当幸其热之常在，以见正之常胜，何至有过热便脓血之变？且两条所言之厥，皆因热深，非由寒胜。发热与厥总是邪热为祸，有何正胜、邪胜之可言？乃仲景以热多为病愈，厥多为病进者，是论病机之进退，以厥为热邪向内，热为热邪向外。凡外来客热，向外为退，向内为进也。故热多为病邪向愈之机，不是病邪便愈之候。所以纵有便脓血之患，而热逼营阴，与热深厥逆者，仍有轻重。若是厥多于热者，由热深壅闭，阳气不得外达四肢，而反退处于邪热之中。复申之曰：

---

〔1〕则为热病：《素问·热论》原文为"则为病热"。

阳气退故为进。见厥多热少因阳气退伏，不因阳虚寂灭，于热深之病机为进也。此虽引而不发之旨，然仲景之意自是跃如[1]，奈何注家不能推测，反将原文蒙晦耶！按：此说未免矫枉过正。

厥阴有不治之证，不可不知。**伤寒六日**，厥阴主气既至，**七日**，值太阳主气之期，竟不能得阳热之化。阳欲绝而不行于脉，故脉微，阳欲绝而不行于四肢，故手足厥冷。虚阳在上而不能下交于阴，故烦；真阴在下，而不能上交于阳，故躁。此阴阳水火不交之故。宜灸厥阴，以启阴中之生阳，而交会其水火。若灸之而厥不还者，阳气不复，阴气乖离[2]，故死。

此言上下水火不交而死也。言厥阴之病俱见少阴之死证，以少阴为厥阴之母，乙癸同源，穷则反本之义也[3]。

张令韶云：灸厥阴，宜灸荥穴、会穴、关元、百会等处。荥者行间穴也，在足大指中缝间。会者章门穴也，在季胁之端，乃厥阴、少阳之会。关元在脐下三寸，足三阴经脉之会。百会在顶上中央，厥阴督脉之会。

沈丹彩云：可灸太冲二穴，在足大指下后二寸陷中，灸三壮。盖此穴系厥阴脉之所注也。

此章凡六节，皆论不治之死证。

厥不还者死，可知厥阴病发热为不死证矣。然发热亦有三者为死证：一者，厥阴**伤寒**，既见**发热**，则利当自止，而反**下利**；身虽发热，而手足反见**厥逆**，是孤阳外出，独阴不能为之守，而躁不得卧者，阴盛格阳，主死。

此言厥阴发热，以躁不得卧定为死证也。

---

〔1〕跃如：明显的意思。跃，跳也，引伸为明显。如，助词。
〔2〕乖离：同"乖戾（ㄌㄧ 厉）"，即不和或失调。
〔3〕穷则反本：原义为经营失利，把本钱吃掉。此处借喻少阴与厥阴的母子关系及病理演变规律。厥阴属木，少阴属水，水生木。厥阴病危，子盗母气，而见少阴死证。

二者，厥阴**伤寒**，以热多厥少为病退，病退则利渐止而厥渐回矣。今既见**发热**，热甚而下利至甚，热利不止而厥亦**不止者**，即《金匮》所云六腑气绝于外者手足寒，五脏气绝于内者利下不禁。脏腑气绝，故**主死**。

此言厥阴发热，以厥不止定为死证也。

三者，厥阴**伤寒**六日为厥阴主气之期，交**七日**又有太阳阳热之化，故小利，若热微而渴，汗濈濈而微利者，是阳复之证，不可认为虚脱。倘若骤然便见**发热**而下利，其人**汗出不止者**，热、汗、下一时并见，乃真阳之气虚脱于内而为利，浮散于外而为热为汗，**主死**。所以然者，表里之阳气皆去，阴气独存，**有阴无阳故也**。

此言厥阴发热，以汗出不止定其为死证也。

然以上皆亡阳之死证，而亡阴死证不可不知。**伤寒五六日**，六经已周也，不伤于气而伤于血，故**不结胸**；既不结胸，则腹亦不硬而软**濡**。脉乃血脉，血虚则脉亦虚。阴血虚于内，不能与阳气相接于外，故手足**复厥者**，慎不可下。此厥不为热深，而为亡血，若误**下之**，则阴亡而阳亦亡矣，故死。

上节言亡阳而死，此节言亡阴而死也。

病既见少阳之热化而**发热**，而仍得厥阴之阴寒而**厥**。厥至于七日，六气已周[1]，而又来复于太阳，而厥应止矣。今则不惟不止，反加**下利者**，此阴盛虽未至于死，而亦为难治。总之，厥阴为阴之尽，不得阳热之化，即为不可治矣。

【述】　此言六气已周，病不解而为难治之证也。

阳盛则促，虽手足厥逆，亦是热厥，忌用火攻。然有阴盛之极，反假现数中一止之促脉。但阳盛者，重按之指下有力；阴盛者，重按之指下无力。**伤寒脉促**，知其阳盛之假；**手足厥逆者**，知其阴盛之真，可于厥阴之井、荥、经、俞等穴灸之，以通其阳。盖以厥阴为阴之极，贵得生阳之气也。

―――――――――――

〔1〕六气已周：六气以次相传，周而复始。此气传而非病传。

此言厥证之寒也。

【述】 此章凡八节，皆论厥证之有寒有热有虚有实也。

伤寒脉滑而厥者，阳气内郁，而不得外达，外虽厥而里有热也，白虎汤主之。

此言厥证之热也。脉滑为热，然必烦渴引饮，乃为白虎汤之对证。

受业何鹤龄按：白虎汤论中两见：一见于阳明篇，曰伤寒脉浮滑，表有热里有寒也；此篇曰伤寒脉滑而厥者，里有热也。盖以脉滑为热，彼滑脉从浮分而见，故主表热；而此为里热，其滑脉从沉分而见可知也。

经脉流行，常周不息。若经血虚少，则不能流通畅达，而手足为之厥寒，脉细按之欲绝者，以当归四逆汤主之。

若其人内有久寒者，宜当归四逆加吴茱萸生姜汤主之。

此言经脉内虚，不能荣贯于手足，而为厥寒之证也。

内者中气也，姜、萸以温中气。

一说久寒即寒疝、症瘕之属。

沈尧封云：叔和释脉云细极谓之微，则此之脉细欲绝，即与微脉混矣。不知微者薄也，属阳气虚；细者小也，属阴血虚。薄者未必小，小者未必薄也。盖营行脉中，阴血虚，则实其中者少，脉故小；卫行脉外，阳气虚，则约乎外者怯[1]，脉故薄。况前人用"微"字多取"薄"字意，试问"微云淡河汉"薄乎细乎？故少阴论中，脉微欲绝用通脉四逆主治，回阳之剂也。此之脉细欲绝，用当归四逆主治，补血之剂也。两脉阴阳各异，岂堪混释？

受业何鹤龄按：此厥阴不能上合于心包也。心包主血亦主脉，横通四布。今心包之血不四布，则手足厥寒，又不能横通于经脉，则脉微欲绝，故以此汤养血通脉以主之。

---

〔1〕约乎外者怯：指阳气虚，卫外不固。约，制约。怯，弱也。

当归四逆汤方

当归三两　桂枝三两　芍药三两　细辛三两　大枣二十五个　甘草二两，灸　通草二两，按即今之木通是也。今之通草名通脱木，不堪用。

上七味，以水八升，煮取三升，去滓，温服一升，日三服。

当归四逆加吴茱萸生姜汤方　即前方加吴茱萸半升、生姜三两，以水六升、清酒六升和煮，取五升，去滓，分温五服。

陈平伯云：仲景治四逆，每用姜附。今当归四逆汤中，并无温中助阳之品，即遇内有久寒之人，但加吴茱萸、生姜，不用干姜、附子，何也？盖厥阴肝脏藏营血而应肝木，胆腑内寄，风火同源。苟非寒邪内犯，一阳生气欲寂者，不得用大辛大热之品以扰动风火。不比少阴为寒水之脏，其在经之邪可麻、辛与附子合用也。是以虽有久寒，不现阴寒内犯之候者，加生姜以宣泄，不取干姜之温中；加吴茱萸以苦降，不取附子之助火。分经投治，法律精严，学者所当则效也[1]。

受业林士雍按：此证何以辨为真厥阴中风之病？盖风为阳邪一也，入于一经，则随一经之气变其面目。论中提六经之病，皆加一"为"字可味[2]。中于厥阴，阳邪盛则其厥愈深，其脉愈细，所谓先厥后必发热也。大要从本篇提纲处细绎其旨，而得其真。今且于本节后半"若其人内有久寒者"八字对面寻绎出来，彼曰内，便知此之为外，太阳篇有外不解用桂枝汤之例。彼曰久，便知此为暴病，非十日已去过经不解之邪。彼曰寒，寒为阴邪，便知此为中风之阳邪，故君当归补厥阴之血，即取桂枝汤为解外之法，加细辛、木通，烈而且通，因病未久，而期速去之意。去生姜重加大枣，以风为阳邪，与厥阴合为一家，恐助辛、桂之热，当驯辛、桂之性[3]。若内有久寒，

---

〔1〕则效：学习、效法之意。

〔2〕可味：可体会、研究。

〔3〕驯：制服、制约。

方加吴萸、生姜、清酒之温。一为中风主治，一为伤寒主治。

经脉内虚而厥，既有当归四逆之治法矣，而阳虚而厥，治之奈何？大汗出为表阳虚，热不去为阳气外越，内拘急为阴气内盛，四肢疼为阳虚不能四达，又下利为下焦之生阳下泄。厥逆而恶寒者，表阳脱于外，生阳泄于下也，以四逆汤主之。回表阳之外脱，救生阳之下陷。

此阳虚而厥，反作假热之象也。

陈亮师云：大汗出，谓如水淋漓；热不去，谓热不为汗衰。盖言阳气外泄，寒邪独盛。表虚邪盛如此，势必经脉失和，于是有内拘急、四肢疼之证也。再见下利、厥逆，阴寒内盛；恶寒，阳气大虚，故用四逆汤急急温经复阳以消阴翳。

陈平伯云：大汗、身热、四肢疼，皆是热邪为患。而仲景便用四逆汤者，以外有厥热、恶寒之证，内有拘急、下利之候。阴寒之象内外毕露，则知汗出为阳气外亡，身热由虚阳外越，肢疼为阳气内脱。不用姜附以急温，虚阳有随绝之患，其辨证处又只在恶寒下利也。总之，仲景辨阳经之病，以恶热、不便为里实；辨阴经之病，以恶寒、下利为里虚，不可不知。

【愚按】　上节言内有久寒而厥，只用生姜、吴茱萸；此节言热不去，厥逆而恶寒，重用干姜、生附子，学者务宜于此处讲究。

阳亡于外而大汗，若阳脱于内而大下利，外亡内脱而厥冷者，四逆汤主之。

此阳虚而厥，无假热之象也。上节有假热，此节无假热。

陈亮师云：汗而云大，则阳气亡于表；下利云大，则阳气亡于里矣。如是而又厥冷，何以不列于死证条中？玩本文不言五六日、六七日，而但云大汗大下，乃阴寒骤中之证。凡骤中者，邪气虽盛，而正气初伤，急急用温，正气犹能自复，未可即称死证。不比病久而忽大汗大下，阴阳即脱而死也，故用四逆汤，胜寒毒于方危，回阳气于将绝，服之而汗利止，厥逆回，犹可望生。

程扶生云：不因汗下而厥冷者，用当归四逆；因汗下而厥冷者，用四逆，此缓急之机权也。

喻氏曰：此证无外热相错，其为阴寒易明，然既云大汗大下，则阴津亦亡。但此际不得不以救阳为急，俟阳回，乃可徐救其阴也。

【愚按】 救阴非熟地之类，四逆汤加人参足矣。

亦有因痰水而致厥者，厥虽不同，究竟统属于厥阴证内，不可不知。试先言痰厥：病人无他证[1]，忽然手足厥冷，以四肢受气于胸中，胸中为痰饮结聚，斯气不能通贯于四肢矣。脉乍紧者，以痰脉怪变无常，不紧而忽紧，忽紧而又不紧也，实指其病原之所在。曰邪结在胸中，胸者心主之宫城。心为邪碍，心下满而烦，烦则火能消物，故饥；满则痰火壅塞，虽饥而仍或不能食者，治法高者越之，此病在胸中，当须吐之，宜瓜蒂散。

此言痰之为厥也。

受业黄奕润按：此厥阴不病阴脏之虚寒，而病胸中之阳位。既在胸中，不必治其风木，惟吐去胸中之邪，则木欣欣而向荣矣。

再言水厥，伤寒手足厥，其证不一，而惟审其心下悸者，为水停于心之下、胃之上。心为阳脏而恶水，水气乘之，是以悸动。宜乘其未入胃之时，先治其水，当服茯苓甘草汤。虽曰治水，却治其厥，倘若不尔，则水从上脘渍入于胃，必作利也。夫厥证最忌下利，利则中气不守，邪愈内陷。故与其调治于既利之后，不若防患于未利之前，所以宜先治水。

此言水之为厥也。

茯苓甘草汤方见太阳篇二卷。

魏念廷云，此厥阴病预防下利之法。盖病至厥阴，以阳升为廷愈，邪陷为危机。若夫厥而下利，则病邪有陷无升，所以先治下利为第一义。无论其厥之为寒为热，而俱以下利为不可犯之证。如此条厥而心下悸者，为水邪

---

〔1〕他证：指伤寒少阴厥逆、厥阴虚寒等证。

乘心、心阳失御之故，见此则治厥为缓，而治水为急，何也？厥犹可从发热之多少，以审进退之机；水则必趋于下，而力能牵阳下坠者也。法用茯苓甘草汤以治水，使水通而下利不作，此虽治末，实治本也。若不治水，则水渍入胃，随肠而下，必作下利。利作则阳气有降无升，厥、利何由而止？故治厥必先治水也。

厥证以作利为大忌，未利宜预防其自利。若误下而利不止，不可不立救治之法，以尽人事。伤寒六七日，乃由阴出阳之期，医者不知，误施大下之后，虚其阳气，故寸口之阳脉沉而迟，阳虚不与阴相接，故手足厥逆。且大下之后，虚其阴气，故下部之阴脉不至，阴虚亦不与阳接。阴阳两不相接，此手足厥逆之所由来也。厥阴之脉，贯膈，上注肺，循喉咙之后。大下后亡其津液，遂成肺痿，故咽喉不利，而唾脓血。泄利不止者，厥阴首节以下之利不止为示戒，今误下为生气内陷之剧证矣，此为难治。然亦不忍置之而不治，姑以麻黄升麻汤主之。

此承上节必作利而言大下后之剧证也。钱天来云：厥阴为含阳之体，阳气藏于至阴之中，乃阴之极处。所以本篇首条即有下之利不止之禁。在阳经尚有表证未解者，况阴经本不可下而妄下之，使未解之经邪陷入于至阴之中乎？寸脉者，气口也，《经》云气口独为五脏主胃，阳衰而寸脉沉迟也。手足，四肢也，《经》云：四肢为诸阳之本，阳虚故手足厥逆也。下后阳虚于下，故下部脉不至；下寒则热迫于上，故咽喉不利而吐脓血也。即前所谓厥后热不除者，必便脓血；热气有余，必发痈脓及口伤烂赤之变证也。泄利不止，寒邪在下，所谓厥者必利，亦即下之利不止之义也。正虚邪实，阴盛阳衰，寒多热胜，表里舛错[1]，治寒则遗其热，治热必害于寒，补虚必助其实，泻实必益其虚，诚为难治。仲景不得已，立麻黄升麻汤主之。

---

〔1〕舛（chuǎn 喘）：违背。

麻黄升麻汤方

麻黄一两半，去节　升麻一两一分　当归一两一分　知母　黄芩　萎蕤各十八铢　石膏碎，绵裹　白术　干姜　芍药　天门冬去心　桂枝　茯苓　甘草炙，各六铢

上十四味，以水一斗，先煮麻黄一两沸，去上沫，纳诸药，煮取三升，去滓，分温三服。相去如炊三斗米顷，令尽。汗出愈。

【按语】　此证此方，颇为难解。兹引张令韶之说供读者参考。张氏云：伤寒六七日，乃由阴出阳之期也，粗工以为大热不解，而大下之，虚其阳气，故寸脉沉迟，手足厥逆也。下为阴，下部脉不至，阴虚不能上通于阳也。咽喉不利，吐脓血，阳热在上也。泄利不止，阴寒在下也。阴阳两不相接，故为难治。与升麻、麻黄、桂枝以升阳，而复以茯苓、白术、干姜调其下利，与当归、白术、天冬、萎蕤以止脓血，与知母、黄芩、甘草以利咽喉。石膏性重，引麻黄、升麻、桂枝直从里阴而透达于肌表，则阳气下利，阴气上升，阴阳和而汗出矣。此方药虽驳杂，意义深长，学者宜潜心细玩。

伤寒三日之后，阳入于阴，至四五日病未愈，则气又值于厥阴。其人腹中痛，为太阴之部位，若转气下趋少腹者，由太阴而仍归厥阴之部位。是厥阴不得中见之化，反内合于太阴，寒气下趋，惟下不上，此欲自利也。

此言厥阴寒利也。

【述】　自此以下凡十八节，皆论厥阴下利有阴阳、寒热，虚实、生死之不同也。

伤寒，人平日本自虚寒利下，医复吐下之，则上热为下寒所格，盖以寒本在下，而更逆之以吐下，下因下而愈寒，上因上而愈热。若火之上炎，食入口即吐，不宜于桔、半、甘草，以干姜黄连黄芩人参汤主之。

此言厥阴因吐下而为格阳证也。若汤水不得入口，去干姜加生姜汁少许，徐徐呷之。此少变古法，屡验。

干姜黄连黄芩人参汤方

干姜　黄芩　人参　黄连各三两

上四味，以水六升，煮取二升，去滓，分温再服。

厥阴若得中见之化则自愈。下利为标阴在下之病，有微热而渴，则为火气在中矣。更得脉弱者，可以定其少阳之微阳渐起，遂断之曰：今自愈。

此言得中见之化。

下利脉数，少阳火热胜也。有微热汗出，厥阴、少阳两相和合，亦可以断之曰：今自愈。然紧与数相似而实不同，数为阳为热，紧为阴为寒。吾谓数脉自愈者，以其得少阳之化也。设今不数而复紧，是复得厥阴之气矣，故为未解。

此亦言得中见之化，又以数、紧二脉分言其解与未解也。

厥阴下利，手足厥冷，阳陷下不能横行于手足也。无脉者，阳陷下不能充达于经脉也。灸之，起陷下之阳，手足应温而竟不温，然手足虽不温，而犹望其脉还为吉兆；若脉亦不还，反加微喘者，是下焦之生气不能归元而反上脱也，必死。所以然者，脉之源始于少阴，生于跌阳。少阴、跌阳为脉生始之根[1]，少阴脉不至，则跌阳脉不出。故少阴在下，跌阳在上，故必少阴上合，而负于跌阳者，戊癸相合，脉气有根[2]，其证为顺也。其名负奈何？如负载之负也。

此言厥阴下利阳陷之死证，而并及于脉之本源也。

---

〔1〕少阴、跌阳为脉生始之根：少阴为肾，"人始生，先成精"，肾主藏精，精是人体生命的物质基础，故脉之源始于少阴。跌阳属胃，"谷入于胃，脉道以通，血气乃行"，后天胃气受纳水谷，生化营血，充养脉道以运行不息，故谓脉生于跌阳。（见《灵枢·经脉篇》）

〔2〕戊癸相合，脉气有根：胃为戊土，肾为癸水。后天之胃气与先天之肾气互相配合，反映在脉象方面，是有胃、有神、有根，具体表现为脉搏从容和缓，节律一致，尺部有力。

厥阴下利，脉当沉迟，若寸脉反见浮数，乃热邪上乘心包也。尺为阴部，涩则无血。尺中自涩者，阴血虚也。阳盛阴虚，迫血下行，必清脓血。

此言热伤包络而便脓血也。包络手厥阴而主血也。

上节言阴盛伤阳，此节言阳盛伤阴。

厥阴内合脏气而中见少阳，不在于里，即在于中，故无表证。下利清谷，脏气虚寒也。脏气虚寒，当温其里，不可攻表，攻表汗出，则表阳外虚，里阴内结，故必胀满。《经》云脏寒生满病是也。

此言厥阴脏气虚寒而下利，不可发汗也。

厥阴下利，喜得少阳中见之化，少阳之脉弦而不沉，若脉沉弦者，为少阳初阳之气下陷，故利而下重也；夫少阳为阴中初阳，不可不及，亦不可太过。若脉大者，则为太过，其利未止；若脉见微弱之阴象，又见数之阳象者，乃阴中有阳，正合少阳之象，为欲自止。考之《内经》有身热则死之说，而此得中见之化，为阴出之阳，虽发热，不死。

此言厥阴下利而中见之气下陷也。下重是火邪下迫于肛门，见下白头翁汤证。然亦有木气不升，恐苦寒无以升达木气。喻嘉言借用小柴胡汤，亦是巧思暗合。即局方人参败毒散，亦颇有意义。

厥阴阴寒在下，则为下利，脉沉而迟。三阳之气上循头面，阳格于上，则其人面少赤，虽身有微热，喜其得少阳之热化，但得少阳之热化少，而得厥阴之标阴多。其下利清谷者，厥阴之标阴全陷于下可见也。阳热在上，阴寒在下，两不相接，危在顷刻。惟大具旋转乾坤之手者，取少阴篇大方救之[1]，从阴出阳，俨有龙战于野之象[2]，必郁冒汗出而解。然虽解而病人必微厥，所以然者，其面戴阳，阳在上而不行于下，下焦阳虚故也。

---

〔1〕少阴篇大方：指通脉四逆汤。此方为大温之剂，能通阴阳之气，主治内真寒外假热、阴阳离决之危证。

〔2〕龙战于野：隐含风云际会而下雨之意。此处形容药力峻猛，为下句"郁冒汗出"作提示。

此言三阳阳热在上，而在下阴寒之利，犹冀其上下交通而得解也。师于最危之证，审其有一线可回者，亦不以不治而弃之，其济人无已之心，可谓至矣！但此证医家托别故而远去，病家听于命而不药，余每遇此，独肩其任，十中亦可愈其六七。持无如三四证之未愈者[1]，受怨招谤，实徒自苦，至今而不能改者。区区此心，如是则安，不如是则不安也。

厥阴下利证，前言脉数，有微热汗出，今自愈；又言有微热而渴，脉弱者，今自愈。皆言得中见之化也。设不差，乃中化太过，上合厥阴心包，必随下迫而清脓血。盖少阳三焦属火，厥阴心包亦属火，两火相并，以有热故也。

此遥承第三、第四节而言也。

下利生死之证，论之详矣，而兹再言，申其利后。下利后中土虚也，中土虚则不能从中焦而注于手太阴，故脉绝，上贯四旁，虚则手足不温而厥冷。脉以平旦为纪[2]，一日一夜终而复始，共五十度而大周于身。晬时为环转一周[3]。而脉得还，手足温者，中土之气将复，复能从中焦而注于太阴，故生；脉不还者，中土已败，生气已绝，虽手足不逆冷，亦主死。

【述】 此言生死之机全凭于脉，而脉之根又藉于中土也。夫脉生于中焦，从中焦而注于手太阴，终于足厥阴，行阳二十五度，行阴二十五度，水下百刻一周[4]。循环至五十度，而复大会于手太阴。故脉还与不还，必视乎晬时也。陈亮师云：此言下利后死证。诸节皆言下利，此节独言下利后，则与少阴下利止而头眩、时时自冒者同意也。利后似乎邪去，殊不知正气与邪气俱脱之故。晬时脉还手足温者，阳气尚存一线，犹可用四逆、白通等法，否则死期近矣，敢望生哉？

[1] 持：表态副词。但也。
[2] 纪：基也，由此开始。
[3] 晬（zuì 醉）时：一周时。指一天的某一时辰至次日的同一时辰。
[4] 水下百刻：古代计时之数，现无实用意义。

此证若是久利脉绝，断无复还之理。若一时为暴寒所中，致厥冷脉伏，投以通脉四逆、白通之类，尚可望其还期，然医家之肩此重任亦难矣！

伤寒下利，日十余行，则胃气与脏气俱虚矣。证虚而脉反实者，无胃气柔和之脉[1]，而真脏之脉见矣[2]，主死。

【述】 此言证虚脉实者死也。

谷入于胃，藉中土之气变化而腐，以成糟粕，犹奉心化赤而为血之义也。若寒伤厥阴，厥阴之标阴气盛，谷虽入胃，不能变化其精微，蒸津液而泌糟粕。清浊不分，以致下利清谷，阴盛格阳，以致里寒外热，汗出而厥者，与少阴篇之通脉四逆汤证相似，亦宜以通脉四逆汤主之，启生阳之气，而通心主之脉。

此言里不通于外，而阴寒内拒；外不通于里，而孤阳外越。非急用大温之剂，必不能通阴阳之气于顷刻。

厥阴协中见之火热而利，谓之热利下重者，热郁于下，气机不得上达也，以白头翁汤主之。

【述】 上节言里寒下利而为清谷，此节言里热下利而为下重也，即《内经》所谓暴注下迫，皆属于热之旨也。《条辨》云：下重者，厥阴经邪热下入于大肠之间，肝性急速，邪热甚则气滞壅塞，其恶浊之物急欲出而不得，故下重也。

白头翁汤方

白头翁二两　黄连　黄柏　秦皮各三两

上四味，以水七升，煮取二升，去滓，温服一升。不愈，更服一升。

厥阴病，下利，腹胀满，为里寒；身体疼痛者，为表寒。夫脏寒生满病，厥阴

〔1〕柔和之脉：底本作"阳和之脉"，据宏文阁本改。
〔2〕真脏之脉：乃五脏真气败露、胃气将绝的脉象，见《素问·玉机真脏论》。

之脉挟胃，寒甚则水谷之气下行，阴寒之气上逆，故不惟下利，而且胀满也。表里相权[1]，以里为主，必也先温其里；里和而表不解，始乃专攻其表。温里宜四逆汤，攻表宜桂枝汤。

此节言寒在表里，治有缓急之分也。

【述】 下利而腹胀满，其中即伏清谷之机。先温其里，不待其急而始救也。里和而表不解，可专治其表。朱注云：攻，专治也。此不曰救，而曰攻，义同。

下利欲饮水者，以有少阳火热在中，阴液下泄而不得上滋故也，以白头翁汤主之。

此节言热淫上下，方有一贯之道也[2]。

【述】 此申明白头翁汤能清火热以下降，而引阴液以上升也。

厥阴下利，谵语者，中见火化，与阳明燥气相合，胃气不和，有燥屎也。厥阴忌下，有燥屎不得不下也，宜小承气汤微和胃气。

【述】 此言中见火化、上合燥气，而为阳明燥实证也。

前既详下利后之死证，今试言下利后不死之证。下利后，水液下竭，火热上盛，不得相济，乃更端复起而作烦。然按之心下濡者，非上焦君火亢盛之烦，乃下焦水阴不得上济之烦，此为虚烦也，宜栀子豉汤以交水火。

此言下利后水液竭，不得上交于火而为虚烦也。

厥阴包络属火而主血，呕家有痈脓者，热伤包络，血化为脓也。此因内有痈脓腐秽，欲去而呕。若治其呕，反逆其机，热邪内壅，无所泄矣。必不可治呕，脓尽则热随脓去则自愈。

---

〔1〕权：权衡。喻辨明轻重。
〔2〕一贯之道：连贯的方法。

【述】　此章凡四节，俱论厥阴之呕，有气血、寒热、虚实之不同也。

厥阴病，气机上逆而呕，里气大虚而脉弱，气机下泄而小便复利，身有微热，见厥者，阴阳之气不相顺接也。上者自上，下者自下，有出无入，故为难治。若欲治之，且以四逆汤主之。

【述】　此言上下内外气机不相顺接，而为难治之证也。

有声无物而干呕，其所吐只是涎沫，兼见头痛者，厥阴之脉挟胃上巅故也，以吴茱萸汤主之。

此言厥阴阴寒极盛，津液为寒气绊逆而上，故所呕皆涎沫，而无饮食、痰饮，而且逆行巅顶而作头痛，非此大剂不能治此剧暴之证。方中无治头痛之药，以头痛因气逆上冲，止呕即所以治头痛也[1]。

厥阴主合，不特藉中见之化，尤藉中见之枢。今呕而发热者，合而不能枢转也，以小柴胡汤主之。

此厥阴病从少阳之枢而治之也。"发热"二字，应是寒热往来。

【述】　厥阴与少阳为表里，邪在厥阴，惟恐其厥逆下利。若见呕而发热，是脏邪还腑，自阴出阳，无阴邪变逆之患矣，故当从少阳法治之。

伤寒以胃气为本，不独厥阴然也，而厥阴不治，取之阳明，尤为要法。伤寒大吐大下之，则内既极虚，复极汗出者，则外亦极虚。虚则气少，不得交通于内，徒怫郁于外，故以其人外气怫郁，恰如外来之邪怫郁于表。医人认为邪热不得汗，复与之水以发其汗，既虚且寒，因而得哕，所以然者，胃中寒冷故也。

【述】　此言伤寒以胃气为本，故特结胃气一条，以终厥阴之义。盖汗吐下皆所以伤胃气，故于此总发明之。

仲景书"哕"即"呃"也。哕为重症，与方书呕吐哕作一类者不同。

---

〔1〕因气逆上冲……头痛也：底本无此十四字，据宏文阁本增入。

哕既有虚寒之证，亦有实热之证。厥阴之经，抵少腹，挟胃，上入颃嗓^[1]。凡哕呃之气必从少腹而起，由胃而上升于咽嗓故也。**伤寒哕而腹满，必其人前后使不利，水火之气不得通泄，反逆于上而作哕矣。视其前后，知何部不利，利之则哕愈。**

【述】　即一哕通结六经之证，以见凡病皆有虚实，不特一哕为然也。然即一哕，而凡病之虚实皆可类推矣。故于此单提哕证一条，不特结厥阴一篇，而六篇之义俱从此结，煞是伤寒全部之结穴处也。夫伤寒至哕，非中土败绝即胃中寒冷，然亦有里实不通，气不得下泄，反上逆而为哕者。《玉机真脏论》曰：脉盛、皮热、腹胀、前后不通、闷瞀，此谓五实。身汗得后利，则实者活。今哕而腹满，前后不利，五实中之二实也。实者泻之，前后大小便也。视其前后二部之中何部不利，利之则气得通，下泄而不上逆，哕即愈矣。夫以至虚至寒之哕证，而亦有实者存焉，则凡系实热之证，而亦有虚者在矣。医者能审其寒热虚实，而为之温凉补泻于其间，则人无夭折之患矣^[2]。

【按语】　历代医家对厥阴病见解颇多，有的认为本篇内容杂乱，义理难明，以致厥阴病机成为千古疑案。问题的症结，是未能运用《伤寒论》基本理论去全面地分析厥阴病。陈氏《伤寒论浅注·读法》中说："六气之本标中气不明，不可以读《伤寒论》。"《内经》云："厥阴之上，风气治之，中见少阳"，所以厥阴以风为本，以阴寒为标，而火热在中。厥阴为阴已极，阴极则阳化，故不从标本，从于中见，这是阴阳消长的一般规律。如果厥阴之极不能转为阳化，有阴无阳；或是阴阳之气不交而亡于阴，便会出现种种危证、死证。阴阳的转化在于顾胃气，所以有"厥阴不治，取之阳明"之说。厥阴病篇如此，通篇《伤寒论》都以胃气为本，不可不知。

〔1〕颃嗓（háng sāng 杭桑）：为咽上上腭与鼻相通的部位。
〔2〕夭折：诸本均作"夭扎"，径改。

辨霍乱病脉证并治法 计十一节

问曰：病有霍乱者，何？答曰：中土为万物之所归，邪伤中土，邪气与水谷之气一时交乱，故上呕吐而下利。邪正纷争，仓忙错乱，名曰霍乱。

此节言霍乱之邪在内也。

问曰：病发热，头痛，身疼，恶寒，尽同太阳伤寒，只是上吐下利一时并作，杂以太阴证在内者，此属何病？答曰：此名霍乱。霍乱之为名，自来定于吐下，又或吐利止而霍乱之内邪已解，而表邪未解，复更发热也。

此言霍乱之邪，内外俱病，内解而外未解，则霍乱复转为伤寒矣。夫曰"利止"，不曰"吐止"者，省文也。

伤寒，其脉因吐利后气虚而微，因吐利后血虚而涩者，其吐利本是霍乱，今更发热又是伤寒。却至四日太阴、五日少阴，至阴经主气之上，或转入于脏阴，则脏阴受邪，必复下利，何则？此证本由霍乱，呕吐下利而得者，今若下利，是为重虚，不可治也。若利止发热，至四五日，而病人欲似大便，而反失气，仍不利者，为不入于阴，而仍属阳明也。属阳明则燥气在上，便必硬，十三日经气两周自愈，所以然者，以行其经尽故也。

此承上文而言。霍乱之邪若从内而外，即是伤寒，内而益内，转入于阴，即为不治之证。

霍乱下利止后，复更发热，而为伤寒，当便硬，硬则胃阳已复，寒邪已去，能食者愈。今反不能食，到后经中，复值阳明主气之期，胃和故颇能食；即复过一经，三传而至十三日，亦能食；又过十三日之一日，乃十四日，又当阳明主气之期，阳明气旺当愈。若不愈者，又当于别经中求之，不专属于阳明也。伤寒传经，当活泼泼看去，不可胶柱而鼓瑟也。

此再申上文之义。

霍乱利止后，恶寒脉微，阳气虚不能支而复利。夫中焦取汁[1]，化而为血，下利则伤其中焦，气血之根源亏矣，利虽止而亡血也。用四逆加人参汤主之。四逆汤补阳气，加人参以滋中焦之汁。

此言虚寒利后，温药中须得补气以致水之妙也。

四逆加人参汤方　即于四逆汤方内加人参一两。

呕吐而利，一时并作，病名霍乱，头痛发热，身疼痛，内霍乱而外伤寒。得阳明之燥气而热多欲饮水者，以五苓散主之，助脾土以滋水精之四布。不得燥气而寒多不用水者，理中焦而温补其虚寒，以理中丸主之。然丸不及汤，丸缓而汤速也。

【述】　此言霍乱内伤脾土，无论寒热，而皆以助脾为主也。

理中丸方

人参　甘草炙　白术　干姜各三两

上四味，捣筛为末，蜜丸如鸡子黄大。以沸汤数合，和一丸，研碎，温服之，日三服，夜二服。腹中未热，益至三四丸，然不及汤。汤法：以四物依两数切，用水八升，煮取三升，去滓，温服一升，日三服。

附加减法：

若脐上筑者，肾气动也，去术，加桂四两；吐多者，去术，加生姜三两；下多者，还用术；悸者，加茯苓二两。渴欲得水者，加术，足前成四两半；腹中痛者，加人参，足前成四两半；寒者，加干姜，足前成四两半。腹满者，去术加附子一枚。服汤后如食顷，饮热粥一升许，微自温，勿发揭衣被。总结服汤后法。

吐利止，为内邪已解；而身痛不休者，则外之余邪尚未尽也，是当消息和解其外，宜桂枝汤小微和之。

---

〔1〕夫中焦取汁：底本"中焦"下原有"之"字，疑衍文，今删。

此言里和而表未和也。"消息"二字最妙，不然四逆汤、桂枝新加汤证与此证只差一黍。

霍乱之为阴虚者。中焦之津液，内灌溉于脏腑，外濡养于筋脉。吐则津液亡于上矣，利则津液亡于下矣，汗出，则津液亡于外矣。亡于外则表虚而发热恶寒；亡于上下，无以荣筋而四肢拘急，无以顺接而手足厥冷者，以四逆汤主之。助阳气以生阴液，方中倍用炙甘草以味补阴。

【述】 此言四逆汤能滋阴液也。此证尚可治者，在发热一证为阳未尽亡。

"滋阴"二字，不可令张景岳、薛立斋、李士材、冯楚瞻、叶天士一流人闻之，费了多少熟地黄、地黄炭、何首乌之类以误人也。

霍乱之为阳虚者。既吐且利，阳气亡于上下矣；小便复利而大汗出，阳气亡于表里矣。下利清谷，里寒甚也。寒甚于内，而格阳于外，故内寒外热，诊其脉微而欲绝者，惟阴无阳，生阳不升故也，宜急回阳，以四逆汤主之。

【述】 此言四逆汤能助阳气也。

"阳虚"二字，不可令熟于张景岳、薛立斋杂说之人闻之，以人参、黄芪等药误人不少。

阴阳气血俱虚，水谷津液俱竭，无有可吐而吐自已，无有可下而下自断。亡阴亡阳之证仍在，故汗出而厥，四肢拘急不解，脉微欲绝者，再宜通脉四逆加猪胆汁汤主之。启下焦之生阳，助中焦之津液。

【述】 此合上两节之证而言也。上节以四逆汤滋阴液；次节以四逆汤助阳气；此节气血两虚，又宜通脉四逆加猪胆汁汤，生气而补血也。

然治此当以胃气为主也。吐利之病，在内若发汗，先从外以解之，恐伤胃气也。今按其脉平，外解而内亦和也。但尚有小烦者，食入于胃，浊气归心，一时不能淫精于脉也。盖吐利初愈，以其脏腑新虚，不能胜受胃中之谷气故也。谷气足，经脉充，胃气复，烦自止矣。今之治伤寒者，辄禁其食，贻害不少。然与之有时，不令太早；与之有节，不令太过，则愈。

此言人以胃气为本。《经》曰：得谷者昌，失谷者亡。霍乱吐利，胃气先伤，尤当顾之，故结此一条，以终霍乱之义。师每篇俱以顾胃气为总结，以人有胃气则生也，治病者当知所重矣。然今医亦耳食此二字，反以四君子汤、补中益气汤、归脾汤等为补中之剂；以栀子豉汤、竹叶石膏汤、调胃承气汤、泻心汤等为败胃之剂。江、浙、闽、粤四省尤甚，堪发一喟！

辨阴阳易差后劳复脉证计七节

伤寒，男子病新差，而妇人与之交得病，名曰阳易；妇人病新差，而男子与之交得病，名曰阴易。言男女互相换易也。阴阳易之为病，其形相交，其气相感。形交则形伤，其人身体重；气交则气伤，其人少气。夫奇经冲、任、督三脉，皆行少腹、前阴之间。前阴受伤，故少腹里急，或引阴中拘挛，或热邪循三经而上冲于胸，髓海不足，而为头重不欲举，精不灌目，而为眼中生花，精不荣筋，而为膝胫拘急者，以烧裈散主之。

〔述〕　此言伤寒余热未尽，男女交媾，毒从前阴而入，传奇经冲、任、督三脉，而为阴阳易之病也。

烧裈散方

上取妇人中裈近隐处，剪烧灰，以水和服方寸匕，日三服，小便即利，阴头微肿则愈。妇人病，取男子裈裆烧灰。

伤寒大病差后，营卫气血、阴阳水火始相调和而交会，若劳伤之而病复作者，以枳实栀子豉汤主之。胃气新复，运化不及，若有宿食者加大黄如博棋子大，五六枚。

此言新差后有劳复、食复之症也。劳复者，病后无大劳，如因言语思虑、梳澡迎送之类，复生余热也。食复者，《内经》所谓多食则复，食肉则遗是也。若犯房而复者，名女劳复，华元化谓为必死。愚随证以大剂调入烧裈散救之。

枳实栀子豉汤方

枳实三枚，炙　栀子十四枚，擘　豉一升，绵裹

上三味，以清浆水七升，空煮取四升；纳枳实、栀子，煮取二升，下豉，更煮五六沸，去滓，温分再服。复令微似汗。

【按】　清浆水是淘米水，二三日外味微酸者，取其安胃兼清肝火。一说取新净黄土以水搅匀，澄之，取其水之清者，盖欲藉土气以入胃耳。余每用，俱遵前说。

伤寒差已后，不因劳食而更发热者，乃余邪未尽而留于半表半里之间，宜转其枢，以小柴胡汤主之。若脉浮者，热发在表也，以汗解之；若脉沉实者，热发在里也，以下解之。

【述】 此五节，言伤寒差后余邪未尽，有虚实，有寒热，有水气，有在表者，有在里者，有在表里之间者，皆宜随证而施治之也。按《尚论篇》云：汗下之法，即互上条：汗用枳实栀子之微汗，下用枳实栀子加大黄之微下。存参。

太阳寒水之气从下而上运行于肤皮。今大病差后，太阳之气不能通行周遍于一身，止逆于下焦，从腰以下有水气者，以牡蛎泽泻散主之。盖腰以上属阳，阳水当从外泄；腰以下属阴，阴水当从下泄也。

【述】 大病后用诸药峻攻，何反不顾其虚耶？正因水势未犯半身以上，急排其水，所全甚大。设用缓药，则阴水必侵入阳界，治之无及矣！倘因大病后遽行温补，岂知其后且有大患哉？

牡蛎泽泻散方

牡蛎　泽泻　栝蒌根　蜀漆洗去腥　葶苈熬　商陆根熬　海藻洗去咸，以上各等分

上七味，异捣，下筛为散，更入臼中治之，白饮和，服方寸匕。小便利，止后服。日三。

大病差后喜唾，是脾虚不能收摄津液，乃至久不了了者，胃上有寒，不能行其津液，以致涎沫涌出，当以圆药缓缓温之[1]，宜理中丸。

【述】 上节差后而得实证，此节差后而得虚寒之证，无虚虚、实实立论之章法也。

---

〔1〕圆药：即丸药。

伤寒解后，气血虚少。血少不能充肌肉，渗皮毛，故形体消瘦而虚羸；中气虚，故少气。上言胃土有寒则喜唾，此证胃中有热则气逆欲吐者，以竹叶石膏汤主之。

【述】　上节言虚寒证，此节言虚热证也。

竹叶石膏汤方

竹叶二把　石膏一斤　半夏半升，洗　麦门冬一升　人参三两　甘草二两，炙　粳米半升

上七味，以水一斗，煮取六升，去滓；纳粳米，煮米熟汤成，去米，温服一升，日三服。

病人脉不浮，不沉实，为脉已解，脉解而病之解，为真解矣。而日暮乃阳明之旺时，微烦，盖以大病新差之人，强与以谷，脾胃气尚弱，一时不能消谷，故令微烦。不必用药消之，只须减损其谷，则能消化而愈。何以谓之损？少少与之，非不与也。

【述】　此又结谷气一条，以明病后尤当以胃气为本，而胃气又以谷气为本也。损谷即是纳谷之妙用，所谓以少许胜人之多许也。

凡病人起居坐卧；俱听其自然，不可勉强，强则非所欲，反逆其性而不安矣，不特一食也。

辨痉湿暍脉证

此篇王叔和从《金匮》采入，以补论中所未备，后学者须当知所分别

伤寒所致太阳痉、湿、暍三种，宜应别论。以为与伤寒相似，故此见之。痉充至切，暍音谒。

言三种所因虽不同，而俱伤太阳之气，与伤寒相似，故于伤寒之后见之。

太阳中风之病，入于经俞，则强急反张，动摇口噤而为痉。风伤标阳故发热；阳邪伤阳，阴液不通，故无汗。标阳既已，外应即不当恶寒，今反恶寒者，标本俱病也，纯阳无阴，故名曰刚痉。

此言刚痉，《金匮》有方。

太阳病，同前证，惟发热汗出，风入经俞而表里虚也。不恶寒者，病标阳而无本寒之气也。阳之汗，以天地之雨名之。汗出，则刚强之气稍折而柔和，故名曰柔痉。

此言柔痉，《金匮》有方。

太阳病，底面即是少阴，今痉病发热，是太阳表证。脉沉而细者，是少阴里脉，与寻常痉脉按之紧如弦、直上下行者不同，名曰痉，为难治。按：此三字，宜从《金匮》补入。

余著《金匮读》论之甚详，而补其方屡用屡效。

【按语】 陈氏注《金匮》已详言，刚痉脉宜紧弦，柔痉脉宜浮弦。弦者，"倬倬如按琴瑟弦。"（倬，显著之意。）此即寻常之痉脉，病在太阳。此条乃证在太阳，脉见少阴，故为难治。

太阳病作痉者，血虚无以营养其经脉也。发汗太多，汗即血也。即一汗证可以例产后、金疮、一切血虚之证，皆因之而致痉。

此言所以致痉之由也。

《经》云：因于风者，上先受之，故痉病上而身热；未及于下，故下而足寒，风伤太阳之经，故颈项强急；风伤太阳之气，故恶寒；阳气上行于头面，故时头热，面赤；太阳之脉起于目内眦，风热伤于经脉，故目脉赤；颈项因强急而不能动，独头面呈风象而摇，强急则筋不舒而牙紧闭，故卒然口噤，况风邪客于会厌乎？背反张者，风邪入于经俞也，此刚柔二痉之见病也。

【述】 此形容痉病之象，以明痉病不与伤寒中风同也。

【按】 前言刚柔二痉，《金匮》以刚者用葛根汤，柔者用桂枝加栝蒌根汤，皆太阳之治法，非既成痉病之治法也。《金匮》用大承气汤，具旋转乾坤之手段。余著《金匮读》于仲师欲言未言处补出两方，皆是起死回生之剂。

关者，机关之室，真气之所过也。节者，周身三百六十五节，骨节之交，神气之所游行出入者也。湿伤太阳，流于关节而为病，则心所主神真之气为湿邪所伤，故关节疼痛而心烦；湿为阴邪，故脉沉而细者，此名湿痹。然风寒湿三气皆能为痹，不独湿也。欲辨其为真正湿痹之候，必其人水道不行而小便不利，湿淫于内，而大便反快，但当利其小便，则湿从小便而去矣。

此言湿流关节之病也。然湿者六气之一也。但一气中犹有分别：雾露之气，为湿中之清，伤人皆中于上；雨水之湿，为湿中之浊，伤人皆中于下。亦称太阳者，病由营卫而入，营卫皆属太阳也。此条论地气之湿乃湿之浊者，故曰但当利其小便。若雾露之清邪，即当以微似汗解之。下条纳药鼻中以取嚏，亦外治之解法也。此证师未立方，而五苓散及甘草附子汤之类可悟。

湿家之为病，湿行于周身肌肉之间，故一身尽痛；湿与阳气合并而为热，故发热，湿热郁于肌肉之间，故身色如似熏黄。

【述】 上节言湿邪凝著于内，不能化热而为湿。此节言湿邪发热于外，化而为热而为熏黄也。

【按】 熏黄如烟熏之状，黄而带黑也。黄家有阴阳之别：阳黄明亮，阴黄暗黑。师于《金匮》有五苓散加茵陈，与《论》中茵陈蒿汤等方，寒热不同，不可不辨。

湿病禁下者不可不知。湿家病在太阳，太阳之脉上额交巅，夹背脊而行于两旁。雾露之湿，清邪中上，邪著太阳，阳气聚而不行，故其人他处无汗，而但头汗出；湿邪滞碍，而其经输不利，故背强；湿为阴邪，阴气盛于表，故欲得被复而喜向火，此其病尚在于表也。若下之太早，则寒湿之邪陷入于胃而为哕，且胃居中焦，胃病则上下二焦亦病。上焦之气不降，则浊气郁塞而胸满；下焦之气不升，则气化不行而小便不利；舌上如苔者，乃湿滑而白似苔非苔也。总由寒湿之邪陷于胸膈，命门之阳郁在下焦，以丹田有热、胸中有寒八个字为不易之勘语，丹田有热，故渴欲得水；胸中有寒，故虽欲得水而不能饮，则口燥似喜水又似恶水，其难过之状而为烦也。受业何鹤龄按：张氏拟补黄连汤，闽医相沿用五苓散。

【述】　此湿邪误下之逆于胸，而为下热中寒之证也。此合下节俱言湿家不可下也。

湿家误下之，则额上汗出，以阳明之脉交额中，此阳明之气绝，而真液上泄也。且见微喘，以太阳之气与肺相合而主皮毛，此太阳之气绝，而真气上脱也；且见小便利者，以少阳三焦司决渎而出水道，此少阳之气绝，而阴津下注也。三阳气绝，上下离脱，故死。若下利不止者，中土败而地气陷，不必三阳气绝而亦主死。

【述】　此言湿家下之而上脱下泄，而为不治之死证也。

问曰：风胜为行痹，湿胜为着痹，一属阳一属阴，风湿不和，而两相搏，以致一身尽疼痛。若阴阳和则雨露降，法当汗出而解。然阳之汗以天之雨名之，值天阴雨不止，医云此阴雨之时，天人之气相应，正可发其汗；今汗之，而其病犹有不愈者何也？答曰：汗者所以和阴阳也。若发其汗，汗大出者，风为阳邪，但风气去，即阳气衰。阳衰阴盛，而阴邪之湿气仍在，是故不愈也。若治风湿者，发其汗，但微微似欲汗出者，则阴阳两不相负而风湿俱去也。

【述】　此节论风湿，次节论寒湿，末节论所以致风湿而寒湿亦在其中矣。

雾露之湿为清邪，自上受之。湿家病，关节不疼痛，止是半身以上疼痛，不发热似熏黄，而发热止是面黄。肺司气而主皮毛，湿袭于皮毛，故气不顺而喘；阴证无头痛，湿未入阴，故头痛；湿袭皮毛，内壅肺气，故鼻塞；湿气弥沦而不散，亦扰心主而生烦。此湿邪但在上焦，毫不犯里，故其脉现出阳之大。不犯胃气，自能饮食，脾气亦舒，而腹中和，因而断之曰脏腑无病。病在头中寒湿，故鼻塞。病浅不必深求。毋庸制剂，止纳辛香开发之药于鼻中，宣泄头中之寒湿则愈[1]。

【述】 此言寒湿伤于高，表里气自和，宣通其空窍而自愈也。

【按】 朱奉议用瓜蒂散纳之。

病者风湿相搏，一身尽疼，发热，每于日晡所剧者，以日晡所为阳明王时，太阴湿土郁而不伸也，此名风湿。然所以致此风湿之病，乃伤于汗出当风，汗随风复入皮腠而为风湿也；或久伤取冷，所以致风湿也。致风湿者以此，而其所以致寒湿者，亦可以类推矣。

【述】 上节言治风湿之法，而未及致风湿之因，故特申明其故，以终湿痹之义。

钱天来云：病因汗出当风。夫汗出则腠理开，当风则风乘腠理矣。风邪既入，汗不得出，以离经之汁液既不得外出皮毛，又不能内返经络，留于肌腠而为湿，此即人身汗液之湿也。其或暑，汗当出之时，伤于纳凉太过，使欲出之汗不得外泄，留著肌腠而致病，与汗出当风无异也。《金匮》用麻黄杏仁薏苡甘草汤。

太阳中热者，暍是也。暍者暑也，暑干肌腠，而表气虚微，所以其人汗出；太阳以寒为本，故恶寒；暑热之邪内合太阳之标热，故身热而渴也。

---

〔1〕宣泄：底本作"宜泄"，据宏文阁本改。

【述】　此三节论暍伤太阳。暍者暑也，《金匮》用白虎加人参汤。

太阳中暍者，其证身热疼重而脉微弱。此以夏月因受暑热而复伤冷水，水行皮肤中所致也。推之夏月阳浮阴伏，凡畏热贪凉，皆可以冷水例之。病在阴经，即为阴证，岂可一以清凉治暑哉？

此言暑热常合湿邪为患。《金匮》治以一物瓜蒂汤：方用瓜蒂二十七个，水一升，煮取五合，去滓，顿服。后人推广其义，用五苓散、大顺散、小半夏茯苓汤、十味香薷饮、白虎加苍术汤，皆兼治湿也。

无形之热伤其肺金，用白虎汤救之；有形之湿壅其肺气，用瓜蒂汤通之。

太阳中暍者，病标本之气，故发热恶寒；病所循之经，故身重而疼痛；热伤气，故其脉弦细芤迟；膀胱者，毫毛其应，故小便已洒洒然毛耸；阳气虚不能营于四肢，故手足逆冷；小有劳身即热，气虚不能自支也；口开，前板齿燥，以劳而动阳热，阴津不能上滋也。此表里经脉俱虚，不可汗、下、温针。倘若误认为伤寒而发汗，则表虚而恶寒甚，若因其寒甚而加温针，则经脉虚而发热甚；若因其发热甚而数下之，则里虚而津液伤，故淋甚。

此言中暍之阴证，发热恶寒至手足逆冷，皆阴寒之脉证。"小有劳"三句，是虚而有热之见证。火、汗、下皆为所戒，而治法从可推矣。